Christine Kellenberger Richard Kellenberger

Taschenführer
Schüssler-Mineralstoffe

W0236506

AT Verlag

2. Auflage, 2007

© 2005
AT Verlag, Baden und München
Umschlagbild: Christine Kellenberger
Fotos: Clara Tuma, Zürich: Seite 24, 25, 26, 27, 29, 34, 43;
R. und Ch. Kellenberger: Seite 16, 36, 38, 40, 44
Lithos: AZ Print, Aarau
Druck und Bindearbeiten: Kösel, Krugzell
Printed in Germany

ISBN 978-3-03800-236-9

www.at-verlag.ch

Inhalt

6   Vorwort

7   **Einführung**
7   Das Leben von Dr. Schüssler
8   Biochemische Heilweise
8   Unterschied zu anderen Mineralstoffen
9   Unterschied zur Homöopathie
9   Potenzierung
10   Wodurch entsteht ein Mineralstoffbedarf?
12   Wie finde ich den richtigen Mineralstoff?
12   Äußere Anwendung der Mineralstoffe nach Dr. Schüssler

14   **Die Mineralstoffcremen**
15   Nr. 1 Calcium-fluoratum-Creme
15   Nr. 2 Calcium-phosphoricum-Creme
16   Nr. 3 Ferrum-phosphoricum-Creme
17   Nr. 4 Kalium-chloratum-Creme
17   Nr. 5 Kalium-phosphoricum-Creme
18   Nr. 6 Kalium-sulfuricum-Creme
19   Nr. 7 Magnesium-phosphoricum-Creme
19   Nr. 8 Natrium-chloratum-Creme
20   Nr. 9 Natrium-phosphoricum-Creme
20   Nr. 10 Natrium-sulfuricum-Creme
21   Nr. 11 Siliceacreme
21   Nr. 12 Calcium-sulfuricum-Creme

22   **Selbstmassage mit Mineralstoffcremen**
22   Selbstmassage von Kopf bis Fuß
25   Handmassage
26   Massage bei Cellulite

27 **Bäder**
27 Hand-, Arm- und Fußbäder
28 Vollbäder

30 **Wickel und Kompressen**
31 Wie macht man einen Wickel?
31 Heiße Wickel
31 Kühle oder kalte Wickel

32 **Kompressen**

33 **Schönheitspflege**
34 Die Rosenpflegelinie und weitere Spezialcremen
37 Haarpflege
38 Haarspülungen

39 **Hinweise zur Einnahme der Mineralstoffe**
40 Vorbeugung und chronische Leiden
40 Akutsituationen
41 Mineralstoffdrinks
45 Verträglichkeit und Reaktionen

46 **Die zwölf Mineralstoffe nach Dr. Schüssler**
46 Nr. 1 Calcium fluoratum
47 Nr. 2 Calcium phosphoricum
49 Nr. 3 Ferrum phosphoricum
50 Nr. 4 Kalium chloratum
52 Nr. 5 Kalium phosphoricum
53 Nr. 6 Kalium sulfuricum
55 Nr. 7 Magnesium phosphoricum
56 Nr. 8 Natrium chloratum

58 Nr. 9 Natrium phosphoricum
60 Nr. 10 Natrium sulfuricum
62 Nr. 11 Silicea
63 Nr. 12 Calcium sulfuricum

66 **Die Ergänzungsmittel**
67 Nr. 13 Kalium arsenicosum
68 Nr. 14 Kalium bromatum
68 Nr. 15 Kalium jodatum
69 Nr. 16 Lithium chloratum
69 Nr. 17 Manganum sulfuricum
70 Nr. 18 Calcium sulfuratum
70 Nr. 19 Cuprum arsenicosum
71 Nr. 20 Kalium aluminium sulfuricum
71 Nr. 21 Zincum chloratum
71 Nr. 22 Calcium carbonicum
73 Nr. 23 Natrium bicarbonicum
73 Nr. 24 Arsenum jodatum
74 Nr. 25 Aurum chloratum natronatum
74 Nr. 26 Selenium amorphum

76 **Nachschlageteil**
Die Beschwerden und Symptome von A bis Z

144 Die Autoren
144 Ausbildung, Vorträge, Seminare
144 Auskünfte zu den Produkten, Bezugsquellen

Vorwort

Dieser Taschenführer über die Mineralstoffe nach Dr. Schüssler soll Ihnen als übersichtlicher Ratgeber ein unentbehrlicher Helfer für zu Hause und auf Reisen sein.

In unserer Praxis bewähren sich neben der Einnahme der Mineralstoffe vor allem die Mineralstoffcremen und die Mineralstoffdrinks, was auch in der Gewichtung der einzelnen Kapitel zum Ausdruck kommt.

Wie in unseren anderen Büchern legen wir auch hier Wert auf die seelischen Entsprechungen, denn Körper und Seele sind untrennbar miteinander verbunden. Wählen wir die Mineralstoffe einem aktuell zu bearbeitenden Thema entsprechend, wird es sich auch auf den Körper auswirken. Genauso wie die körperliche Arbeit die seelisch-geistige Entwicklung beeinflusst.

Wie bei allen biologischen Therapien ist auch bei den Schüssler-Mineralstoffen die Eigenverantwortung ein wichtiges Element. Die Hinweise in den folgenden Kapiteln ersetzen nicht den Heilpraktiker oder Arzt. Da bei der Anwendung der Mineralstoffe Erstreaktionen auftreten können, ist die Begleitung durch eine Fachperson hilfreich. Die Grenzen der Selbstbehandlung zu erkennen oder den Rat eines Therapeuten in Anspruch zu nehmen liegt in Ihrer Verantwortung. Mit den Schüssler-Mineralstoffen haben Sie jedoch eine Therapieform, die bei vielerlei Beschwerden hilfreich ist und im Alltag immer wieder ein verlässlicher Partner sein kann.

Wir wünschen Ihnen viel Freude beim Lesen und besonders bei der äußerlichen und innerlichen Anwendung der Mineralstoffe.

Christine und Richard Kellenberger

Einführung

Seit Jahrtausenden werden Mineralstoffe zur Erhaltung von Gesundheit und Schönheit verwendet. Erforscht und benutzt wurden diese Naturmittel zuerst in Indien und im alten Ägypten, aber auch in anderen Hochkulturen stieß diese Heilkunst auf großes Interesse.

Das Leben von Dr. Schüssler

Wilhelm Heinrich Schüssler, 1821 in Norddeutschland geboren, begann erst mit über dreißig Jahren sein Medizinstudium. Zuvor hatte er mehrere Sprachen studiert, besonders auch Sanskrit, was ihm das Studium der altindischen ayurvedischen Schriften ermöglichte. Schon während seines Medizinstudiums beschäftigte er sich intensiv mit Homöopathie, und nachdem er seine Praxis eröffnet hatte, begann er mit homöopathischen Mitteln zu arbeiten. Aus der großen Zahl homöopathischer Mittel kristallierten sich nach Jahren praktischer Forschung zwölf Mineralstoffe heraus, die nach Schüsslers Auffassung die wesentlichen Zellnährstoffe und daher im Organismus unverzichtbar sind.

Zwei Wissenschaftler waren für Schüssler wegweisend: Rudolf Virchow, der mit seinem Satz »Das Wesen der Krankheit ist die Krankheit der Zelle« darauf hinwies, dass die Entstehung einer Krankheit in der gestörten Zelltätigkeit zu suchen sei. Der andere war Jacob Moleschott, der die Bedeutung der anorganischen Salze im Körper betonte. Von ihm stammt die Erkenntnis: »Der Bau und die Lebensfähigkeit der Organe sind durch die notwendigen Mengen der anorganischen Bestandteile bedingt. Die Krankheit der Zelle entsteht durch den Verlust an anorganischen Salzen (Mineralstoffen).« Zu diesen beiden Lehrsätzen fügte Schüssler als Schlussfolgerung hinzu: »Dann muss die Gesundheit der Zelle und damit des Körpers durch Deckung dieses Verlustes entstehen.« Und außerdem: »Um Schaden zu verhüten und um die Mittel für die Zelle aufnahmefähig zu machen, müssen dieselben verdünnt werden.«

Er überprüfte und erforschte vor allem die Auswirkungen der Mineralstoffe auf den Menschen. Zielstrebig widmete er sich seiner Arbeit und konnte, obwohl er unter seinen Kollegen zu Beginn wenig Zustimmung fand, mit seiner Therapie vielen Menschen helfen.

Biochemische Heilweise

Für viele Menschen ist es neu und ungewöhnlich, dass der Name der Krankheit nur zum Teil von Bedeutung ist, um eine Heilung herbeiführen zu können. Der Mensch muss als Ganzes betrachtet werden, da die feinsten Verbindungen von Körper, Geist und Seele eine wichtige Rolle spielen. Statt sich auf eine oft langwierige Behandlung der Symptome zu beschränken, ist es vorteilhafter, gleich die Ursache zu berücksichtigen und auch die seelische Ebene mit einzubeziehen.

In der Biochemie nach Dr. Schüssler geht es darum, die Mineralstoffe entsprechend ihrer Wirkung im Organismus zur Unterstützung der physiologischen Abläufe im Körper bis hin zur Zelle einzusetzen. Es handelt sich also *nicht* um die Verabreichung von Medikamenten!

Für die Auswahl können auch die kleinsten, oft unwichtig erscheinenden Signale des Körpers wesentlich sein: Wird der Schmerz bei Wärme stärker oder nimmt er ab? Verschlimmert frische Luft meinen Zustand, oder geht es mir dann besser?

Unterschied zu anderen Mineralstoffen

Im Unterschied zu anderen Mineralstoffen, wie sie in Heilerden, vielen Basenmischungen und Nahrungsmitteln zu finden sind, werden die Mineralstoffe nach Dr. Schüssler potenziert und wirken deshalb im Organismus als mineralische Zellfunktionsmittel. Außerdem wird die Aufnahme der Stoffe durch die Verwendung eines Zusammenschlusses saurer und basischer Elemente erleichtert. Dem Körper wird die Arbeit abgenommen, sich die Verbindungen zuerst aus Einzelelementen zusammenbauen zu müssen. Dadurch erzielen die Mineralstoffe nach Dr. Schüssler eine hohe Wirkung.

Dr. Schüssler unterschied zwischen *Funktionsmitteln* und *Baustoffen*. Seine Mineralstoffe wirken als Funktionsmittel in der Zwischenzellflüssigkeit, in der Zellmembran und in der Zelle. Das Spezielle daran ist, dass sich dieser Vorgang direkt, ohne vorherigen Verdauungsprozess vollzieht. Dem Körper wird mit den Salzen geholfen, die Mineralstoffe aus den Nahrungsmitteln aufzunehmen. Diese Mineralstoffe dienen danach als Baustoff und somit für den Aufbau des Körpers als mineralische Grundlage.

Unterschied zur Homöopathie

Ein wesentlicher Unterschied zwischen Biochemie und Homöopathie zeigt sich bereits in der Wahl des Mittels. Bei der Biochemie nach Dr. Schüssler werden die unzureichend vorhandenen Mineralstoffe auf der Funktionsmittelebene durch Zugabe des benötigten Stoffes zugeführt.

In der Homöopathie wird sehr oft nach dem Ähnlichkeitsprinzip gearbeitet. Das bedeutet, dass Mittel verwendet werden, die in ihrer Wirkung den Krankheitssymptomen ähnlich sind. Dadurch kommen auch Stoffe zum Einsatz, die im Organismus in natürlicher Form nicht existieren. Durch einen Reiz auf den Organismus soll eine Korrektur bewirkt werden, die damit zur Heilung beiträgt. Im Gegensatz dazu werden in der Biochemie nach Dr. Schüssler nur Substanzen verwendet, die auch im Körper vorkommen, und durch die Einnahme desselben Stoffes wird ein Mangel ausgeglichen.

Weiter besteht in der Regel ein signifikanter Unterschied in der Einnahmemenge. In der Homöopathie werden in einer akuten Situation 3-mal 5 Globuli täglich eingenommen, in der Biochemie nimmt man in einer akuten Situation bis zu 30 Tabletten stündlich.

Der Ansatz und die Betrachtungsweise ist bei beiden Methoden verschieden, es können jedoch beide voneinander profitieren.

Potenzierung

Im Gegensatz zur Homöopathie wird in der Biochemie für die Potenzierung anstatt einer alkoholischen Lösung Milchzucker verwendet. Ansonsten ist der Vorgang sehr ähnlich. Der Grad der Potenzierung wird durch den Buchstaben D und eine Zahl dargestellt: D steht für die Verwendung von Dezimalschritten. Die Zahl gibt Auskunft über die Anzahl der Potenzierungsschritte.

Die meisten Mineralstoffe werden in der Dezimalpotenz D6 verwendet. Calcium fluoratum, Ferrum phosphoricum und Silicea werden in D12 eingenommen, um eine bessere Aufnahme durch den Körper zu gewährleisten. Bereits Dr. Schüssler arbeitete mit diesen Potenzen, da seine Untersuchungen ergeben hatten, dass die Mineralstoffe in dieser Verreibung vom Organismus am besten resorbiert werden können.

1. *Schritt:* Aus 9 Teilen Milchzucker und 1 Teil Mineralstoff entsteht durch intensive Verreibung die Potenz D1.

2. *Schritt:* Aus 9 Teilen Milchzucker und 1 Teil von D1 entsteht durch intensive Verreibung die Potenz D2.

Dieser Vorgang wird bis zur gewünschten Potenz fortgesetzt.

D6 = 1 : 1 000 000 = 1 Gramm Mineralstoff auf 1000 Kilogramm Milchzucker
D12 = 1 : 1 000 000 000 000 = 1 Gramm Mineralstoff auf 1 Million Tonnen Milchzucker

Diese Zubereitung wurde von Dr. Schüssler gewählt, damit die kleinen Mineralstoffteilchen direkt bei der Einnahme durch die Mundschleimhaut ins Blut übergehen können und so von den Zellen unmittelbar aufgenommen werden.

Wodurch entsteht ein Mineralstoffbedarf?

Lebensstil

In der heutigen Gesellschaft leben viele Menschen in dem Glauben, dass Lebensqualität sich hauptsächlich durch die Masse der verfügbaren materiellen Güter bemesse. Versicherungen übernehmen die Sorge für die Gesundheit und bestärken uns in der Haltung, dass wir uns nicht selbst um unseren Körper kümmern müssen. Doch niemand ist imstande, uns diese Verantwortung abzunehmen.

Der Organismus braucht Ruhe, um sich vom Alltagsstress zu erholen; eine übermäßige Muskelspannung führt sonst zu vermehrter Säureproduktion. Dies wiederum hat zur Folge, dass die Fähigkeit des Körpers, die notwendigen Mineralstoffe aufzunehmen, reduziert ist.

Ein weiteres Element, das mit dem Lebensstil und der Lebensweise zu tun hat, ist die seelische Ebene. Es hat sich erwiesen, dass jeder der Schüssler-Mineralstoffe eine Entsprechung im Seelischen hat. Wenn wir unsere Bedürfnisse zu wenig beachten und nicht unserem Inneren gemäß leben und handeln, entstehen auch im Körper Bedürfnisse, die sich als Mineralstoffmangel ausdrücken können.

Ernährung

Über das Thema Ernährung wurde schon viel Wichtiges und Interessantes geschrieben. Hier folgen daher nur einige Hinweise, die für die Arbeit mit den Mineralstoffen nach Dr. Schüssler hilfreich sind:

– Der Körper findet in denaturierten Lebensmitteln immer weniger Nährstoffe, die ihn wirklich stärken und ausreichend versorgen.

– Denaturierte Nahrungsmittel enthalten fast keine Vitalstoffe; unser Organismus kann daher kaum von ihnen profitieren.

– Eine zu einseitige Ernährungsweise wird mit der Zeit Mangelerscheinungen mit sich bringen.

– Ein ausgewogener Säure-Basen-Haushalt ist von großer Bedeutung für die Gesundheit. Säure entsteht vor allem durch den Konsum von zuckerhaltigen und denaturierten Speisen. Für einen ausgewogenen Säure-Basen-Haushalt ist es außerdem wichtig, wenig tierisches Eiweiß zu sich zu nehmen, besonders in der Abendmahlzeit. Die Säure verbraucht die basenbindenden Mineralstoffe, die dann für die Gesunderhaltung des Organismus und für eine gute Ausscheidung fehlen.

– Der Verdauungsprozess beginnt nicht erst im Magen, sondern bereits beim Kauen im Mund. Wird die Nahrung gut eingespeichelt und gekaut, wird der Magen zur Bildung von Magensäure und die Bauchspeicheldrüse zur Absonderung des Verdauungssekrets angeregt. Wird nicht genügend gekaut, kann dies dazu führen, dass der Verdauungstrakt durch zu große Stücke überfordert wird und diese schon im Magen zu gären beginnen [M1].

– Um den Verdauungsprozess nicht durch die Verdünnung der Verdauungssäfte zu stören, sollte während und bis zu einer Stunde nach dem Essen nichts getrunken werden.

– Jeder Mensch hat einen individuellen Bedarf an Flüssigkeitszufuhr, der Durchschnitt liegt bei etwa 1½ Liter pro Tag. Dabei empfiehlt es sich besonders, Wasser zu sich zu nehmen. Bei Tee ist darauf zu achten, dass ein konzentrierter Teeaufguss zur Verarbeitung im Körper wiederum Wasser benötigt. Das Gleiche gilt für Kaffee. Daher darf dieser nicht als Flüssigkeit gerechnet werden. Jede Tasse Kaffee erfordert zwei Tassen Wasser, um die Reiz- und Belastungssubstanzen zu verarbeiten und auszuscheiden.

Strahlenbelastung

Ein weiterer Grund, der zur Entstehung eines Mineralstoffmangels beitragen kann, ist die elektromagnetische Strahlung, wie Elektrosmog durch Radiowecker, Mobiltelefone und Steckdosen im Schlafbereich, Erdstrahlen, Spiegel und glatt polierte Möbel (Reflexion von Strahlen).

Zahnstörherde

Eine Besserung von Beschwerden kann auch auftreten, wenn Störquellen im Mund- und Zahnbereich beseitigt werden. Dabei ist besonders wichtig zu beachten, dass keine Implantate eingesetzt werden.

Wie finde ich den richtigen Mineralstoff?

Bereits Dr. Schüssler hat darauf hingewiesen, dass Merkmale des Gesichts in die Behandlung einzubeziehen seien. Dr. Kurt Hickethier hat darauf die Antlitzdiagnose entwickelt. Diese Diagnose ist weder eine medizinische noch eine spezifisch auf Organe abzielende Methode. Sie dient zur Vorbeugung und Erhaltung des Gesundheitszustandes und stellt im Krankheitsfall eine effektive Verfahrensweise dar, die hilft, die Ursachen einer Krankheit zu erkennen. Eine gute Kenntnis und Beherrschung der Antlitzdiagnose ermöglicht es, die Bedürfnisse des gesamten Organismus und die Dosierung der Mineralstoffe nach Dr. Schüssler am Gesicht abzulesen. Dabei muss beachtet werden, dass sich in akuten Situationen diese Merkmale sehr schnell verändern können.

Wer kein vertieftes Wissen über die Antlitzdiagnose besitzt, sollte die Wirkungsweise der Salze genau studieren. Im Nachschlageteil im zweiten Teil des Buches (Seite 76ff.) finden Sie nähere Angaben zu den Beschwerden und über die verschiedenen Arten von Zungenbelag (Seite 142), die auf den entsprechenden Mineralstoffbedarf hinweisen.

Äußere Anwendung der Mineralstoffe nach Dr. Schüssler

Die Mineralstoffe nach Dr. Schüssler werden in den meisten Fällen in Tablettenform verabreicht. Wir haben in unserer langjährigen Praxis die Erfahrung gemacht, dass über die äußeren Anwendungen der gesamte

Organismus und natürlich auch unser größtes Organ, die Haut, sehr wirkungsvoll mit Mineralstoffen versorgt werden kann.

Neben den vielfältigen Möglichkeiten der äußeren Anwendung der Mineralstoffe in Form von heißen und kalten Kompressen, Umschlägen und Wickeln hat sich besonders die einfache Anwendung der Mineralstoffcremen herauskristallisiert. Aufgrund unserer langjährigen Arbeit mit den Mineralstoffen wurden in Zusammenarbeit mit einem Schweizer Biolabor Mineralstoffcremen entwickelt, die sehr vielseitig anwendbar sind, da sie auf pflanzlichen Ölen basieren und vom Organismus über die Haut sehr gut aufgenommen werden (Bezugsquellen siehe Anhang). Es gibt inzwischen viele Menschen, die auf die zwölf Mineralstoffcremen und die zusätzlichen Mittel aus unserer Pflegeserie nicht mehr verzichten möchten. In vielen Fällen kann die äußere Anwendung die Einnahme voll ersetzen. Sie finden daher auch in diesem Taschenführer viele praktische Hinweise für den Einsatz der Cremen und andere äußere Anwendungen.

Berühren und Berührtwerden sind zwei wichtige Elemente in der Entwicklung zum wahren Menschsein. Schon vor mehr als fünftausend Jahren wurden zum Beispiel in der indischen Heilkunst des Ayurveda Berührung und Handauflegen wirkungsvoll eingesetzt. Es zeigt sich immer wieder, dass die Haut Ausdruck unseres Inneren ist, indem sich die innere Befindlichkeit unmittelbar im Ausdruck der Haut zeigt. Dabei zeigen sich sowohl organbezogene wie auch seelische Zusammenhänge.

Durch die äußere Anwendung der Schüssler-Mineralstoffe erreichen wir abgesehen von der körperlichen Unterstützung auch die seelische Ebene. Es ist wissenschaftlich erwiesen, dass allein durch achtsames, liebevolles Berühren Hormone ausgeschüttet werden, die für Wohlbefinden und Glücksgefühl zuständig sind. Auch gehen Impulse an das Nervensystem, die je nach Mineralstoff gezielt entspannend oder anregend wirken. Die Haut übermittelt mit ihren unzähligen Nervenenden, den sogenannten Rezeptoren, die Botschaften an das Gehirn, von dort aus werden sie an den ganzen Körper weitergeleitet. Dr. Henry Head hat Verbindungen der inneren Organe mit bestimmten Hautbereichen entdeckt; über diese Hautzonen können die Organe angeregt, gestärkt und entlastet werden. Am häufigsten werden die Hände und Füße mit ihren Reflexzonen beachtet; es ist sehr hilfreich auch die Mineralstoffe nach Dr. Schüssler über diese Reflexzonen dem ganzen Organismus zukommen zu lassen. Dazu eignen sich Fuß- und Handmassage und besonders auch Hand-, Arm- und Fußbäder.

Sich mit der eigenen Haut zu befassen führt zu einem Empfinden seiner selbst, jenseits aller Messmethoden und Tests. So können Sie mit etwas Grundkenntnissen Ihr eigenes Wohlbefinden stärken oder Ihren Lieben etwas Gutes tun.

Die Mineralstoffcremen

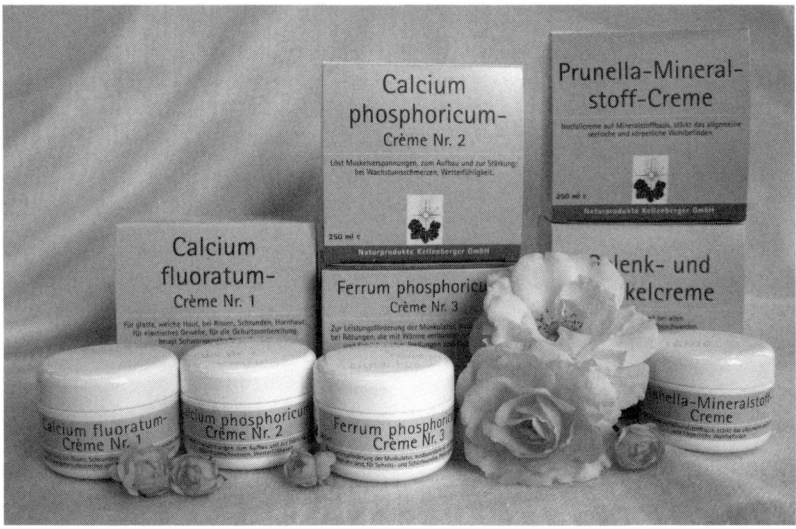

Sie können die Cremen Ihren Bedürfnissen entsprechend auswählen. Am besten ist es natürlich, vorbeugend die Gesundheit zu stärken und auf die Botschaften der Seele einzugehen, bevor sie sich massiv über den Körper melden muss.

In chronischen Fällen oder zur Vorbeugung können die Cremen zwei- bis dreimal täglich aufgetragen werden, bei akuten Beschwerden ist eine Anwendung in stündlichen oder noch kürzeren Abständen möglich. Die Art der Anwendung kann individuell gewählt werden.

Nr. 1 Calcium-fluoratum-Creme

Calcium fluoratum ist im Zahnschmelz, in der Knochenoberfläche, in den Zellen der Oberhaut und in allen elastischen Geweben vorhanden. Calcium-fluoratum-Mangel kann zu folgenden Beschwerden führen: Hornhautbildung, Zahnerkrankungen, Knochenauflagerungen, Krampfadern, Gefäßverkalkungen, Hämorrhoiden, Organsenkungen, Erschlaffung der elastischen Gewebe (Bänder usw.).

Calcium-fluoratum-Creme macht zu Hartes weich und gibt dem zu Weichen mehr Spannkraft. Mit Calcium-fluoratum-Creme wird die Elastizität der Gewebe und Bänder unterstützt, die Haut fühlt sich geschmeidig an, und ihre Spannkraft wird verbessert, zum Beispiel an Brüsten und Bauch. Hervorragend bewährt sich die Anwendung von Calcium-fluoratum-Creme während der Schwangerschaft: Sie verbessert die Dehnbarkeit des Gewebes und verhindert dadurch Schwangerschaftsstreifen, außerdem kann sie in der Geburtsvorbereitung zur Dammpflege eingesetzt werden. Bei zyklusbedingten Beschwerden, wenn sich die Brust hart anfühlt und schmerzt, kann Calcium-fluoratum-Creme Abhilfe schaffen. Bei Verhärtung von Narbengewebe, Drüsen, Lymphknoten und Hämorrhoiden ist die Anwendung sehr hilfreich. Hornhaut, Schrunden, Rissen und Krampfadern kann vorgebeugt und entgegengewirkt werden. Bei Organsenkungen kann Calcium-fluoratum-Creme helfen, den betroffenen Bändern wieder Spannkraft zu geben. Beim zahnenden Kind den Kiefer eincremen, um das Durchstoßen der Zähne zu erleichtern.

Wenn ein Mensch Probleme mit den Bändern hat, kann es vielleicht daran liegen, dass es ihm etwas an Beweglichkeit mangelt. Durch den Einsatz von Calcium fluoratum in Cremeform, in Bädern oder auch innerlich eingenommen können die nötigen Schritte dagegen unternommen werden und auch seine Bänder wieder kräftiger werden.

Nr. 2 Calcium-phosphoricum-Creme

Calcium phosphoricum kommt vor allem in den Knochenzellen, aber auch in allen anderen Körperzellen vor. Es ist das wichtigste Mittel bei allen Aufbauvorgängen und Neubildungen im Körper.

Calcium-phosphoricum-Creme eignet sich besonders zur Stärkung der Knochen, weshalb sie bei Brüchen und bei Knochenschmerzen in Wachstumsschüben hilfreich ist. Sie kann bei Verkrümmungen der Wirbelsäule und bei Fehlstellungen der Beine (X-Beine) unterstützend eingesetzt werden. Überbeine schmerzen weniger und können bei regelmäßigem Einmassieren über einen längeren Zeitraum ganz verschwinden. Die Creme hilft, ruhiger und gelöster zu werden, dient aber auch der Kräftigung. Bei Taubheitsgefühl, Kribbeln oder lang anhaltenden Muskelkrämpfen, bei Muskelverspannungen, aber auch bei Blässe und Blutarmut ist Calcium-phosphoricum-Creme angebracht. Wer zu kalten Händen und Füßen neigt, dem kann die Creme von großem Nutzen sein, sie ist auch ein wertvolles Mittel für Kinder.

Nr. 3 Ferrum-phosphoricum-Creme

Eisen findet sich im Blut, in den Darmzotten, in der Darmwand und den Muskelzellen. Das in den roten Blutkörperchen gebundene Eisen nimmt beim Einatmen Sauerstoff auf, um diesen den Geweben zuzuführen. Bei Mangel an Ferrum phosphoricum kann es zu Durchfall (bei Mangel in den Darmzotten), Verstopfung (bei Mangel in der Darmwand), Schmerzen, die durch Kälte gemildert werden, oder Muskelkater kommen. Ferrum ist das Hauptmittel im ersten Entzündungsstadium, bei allen frischen Wunden, Quetschungen und Verstauchungen.

Ferrum phosphoricum unterstützt die Sauerstoffaufnahme. Bei Verletzungen kann zur Linderung Ferrum-phosphoricum-Creme auf die betroffene Stelle aufgetragen werden. Auch bei akuten Schmerzen, z. B. Schluckbeschwerden, sorgt Ferrum-phosphoricum-Creme für eine rasche Besserung, wenn die schmerzende Körperstelle eingecremt wird. Bei trockenem, bellendem Husten die Creme auf Brust und oberen Rücken auftragen. Eine Bauchmassage mit Ferrum-phosphoricum-Creme unterstützt die Verdauung. Bei Säuglingen kann Ferrum-phosphoricum-Creme zusammen mit Natrium-chloratum-Creme im Windelbereich eingesetzt werden, um eine Windeldermatitis zu vermeiden.

Zur Steigerung der Ausdauer der Muskelleistung beim Sport und bei anderen körperlichen Belastungen die beanspruchten Muskeln mit der Creme einmassieren. Ist die Haut durch die körperliche Anstrengung schon erhitzt und gerötet, deutet dies auf einen akuten Ferrum-phosphoricum-Bedarf hin, der durch den Einsatz der Creme rasch gemildert werden kann.

Nr. 4 Kalium-chloratum-Creme

Kalium chloratum kommt in fast allen Körperzellen vor und bindet vor allem Faserstoffe in den Schleimhäuten. Es ist das Mittel des zweiten Entzündungsstadiums. Kalium chloratum hat eine entgiftende Wirkung und unterstützt die Drüsenfunktion. Anwendung bei Entzündungen von Mandeln und Drüsen, bei Masern, Keuchhusten, Gelenkschwellungen, Heiserkeit.

Kalium-chloratum-Creme ist einsetzbar bei Schwellungen durch Entzündungen, Insektenstichen, Drüsenschwellungen, Schuppenflechte, Warzen, trockenen, mehlartigen Hautausschlägen und bei weichen geschwollenen Lymphknoten. Durch die Fähigkeit, zähen Schleim zu lösen, empfiehlt es sich, bei Schnupfen die entsprechenden Körperbereiche mit Kalium chloratum einzucremen. Da Kalium chloratum blutreinigend wirkt, kann es zur Pflege unterstützend bei Couperose, Besenreisern und Hautgrieß eingesetzt werden und ist auch hilfreich bei Hautausschlägen, die nach Impfungen auftreten.

Nr. 5 Kalium-phosphoricum-Creme

Kalium phosphoricum kommt in den Gehirn-, Nerven- und Muskelzellen vor, ferner in den Blutkörperchen sowie in der Gewebe- und Blutflüssigkeit. Es ist das Antiseptikum der Biochemie. Ein Mangel an diesem Mineralstoff kann zu Schlaflosigkeit, Platzangst, Herzschwäche, Lähmungsgefühl sowie zu Erschöpfungszuständen körperlicher, geistiger und seelischer Art führen.

Für Kinder und in allen Lernsituationen ist Kalium phosphoricum wichtig, um die Konzentrationsfähigkeit zu erhöhen. Dazu Kalium-phosphoricum-Creme auf die Schläfen auftragen. Die Creme kann eingesetzt werden bei Nervenschmerzen und Ischias, eitrigen und nesselausschlagartigen Hautsymptomen, schlecht heilenden Wunden und

Geschwüren, Gewebequetschungen, Muskelkrämpfen durch Krampfadern, bei allen Hautbeschwerden mit stinkender Absonderung, nervösem Hautjucken, auch einsetzbar als Herz- und Nervencreme. Bei Fieber über 38,5 °C sind Wadenwickel mit Kalium phosphoricum sehr hilfreich.

Beim Sport und anderen körperlichen Betätigungen, bei denen die Muskulatur stark beansprucht wird, aber auch vor Prüfungen ist Kalium-phosphoricum-Creme zusammen mit Ferrum-phosphoricum-Creme eine ideale Unterstützung, um stärkere Belastungen zu ertragen und um Überbeanspruchungen zu vermeiden. Zur Regeneration, bei Überlastung und Übermüdung, bei Gedächtnis- und Konzentrationsschwäche wird Kalium-phosphoricum-Creme im Schläfen- und Nackenbereich aufgetragen.

Nr. 6 Kalium-sulfuricum-Creme

Kalium sulfuricum ist in den Oberhautzellen und Muskeln enthalten. Es ist das Mittel des dritten Entzündungsstadiums. Es hilft bei Abschuppungen der Oberhaut, bei Katarrhen mit gelblicher Absonderung (ockergelbem Zungenbelag), Ohrensekret, bestehendem Muskelkater.

Kalium sulfuricum wird in allen Zellen zur Sauerstoffverwertung gebraucht, besonders in der Oberschicht der Schleimhäute und in der Oberhaut. Daher kann bei allen Hautproblemen Kalium-sulfuricum-Creme in Betracht gezogen werden, insbesondere bei Hautjucken (vor allem abends oder in warmen Räumen), bei Hautproblemen wie Schuppen, Ekzemen, Neurodermitis, Schuppenflechte, Pigmentflecken, Haut- und Oberhautveränderungen, bei dünner trockener Haut und harter Haut mit Brennempfindung. Ebenfalls hilfreich ist die Creme bei rheumatischen Rücken-, Glieder- und Nackenschmerzen. Wichtiges Zeichen für den Bedarf dieses Mineralstoffs sind Beschwerden, die sich gegen Abend verstärken oder die chronisch geworden sind.

Nr. 7 Magnesium-phosphoricum-Creme

Magnesium findet sich in Nerven, Muskeln, Blutkörperchen, Gehirn und Rückenmark, Knochen und Zähnen. Magnesium-phosphoricum-Creme hilft bei allen blitzartig auftretenden, stechenden, wechselnden und kolikartigen Schmerzen, z. B. Nierenkoliken, Gallenkoliken, Herzrhythmusstörungen, bei allen Krämpfen, z. B. Herz-, Magen-, Blasenkrampf, Waden- und Schreibkrampf, bei Migräne oder Kopfschmerzen sowie bei nervösem Juckreiz.

Hervorragend wirksam ist die Creme zur Linderung nervöser Zustände und bei Einschlafstörungen, bei Lampenfieber und Prüfungsangst. Es empfiehlt sich, die Creme über dem Solarplexus (Sonnengeflecht, ein Nervengeflecht im Bereich des Oberbauchs) aufzutragen. Eine zusätzliche unterstützende Wirkung haben warme oder heiße Tücher als Umschläge, da Wärme Magnesiumschmerzen lindert.

Nr. 8 Natrium-chloratum-Creme

Natrium chloratum ist Bestandteil aller Körperflüssigkeiten und Gewebe. Es reguliert den Wasserhaushalt in unserem Körper und ist für die Neubildung aller Zellen sowie der roten Blutkörperchen notwendig. Natrium-chloratum-Mangel zeigt sich als Kältegefühl entlang des Rückgrats, an Händen oder Füßen. Fließschnupfen (wässrig), Speichelfluss, Blutarmut. Außerdem findet es Anwendung bei Verbrennungen.

Hilfreich ist der Einsatz von Natrium-chloratum-Creme bei Insektenstichen. Durch den regulierenden Effekt empfiehlt sie sich für trockene Haut wie auch bei ständigem Schwitzen, bei trockenen Hautausschlägen mit weißlichen Schuppen und Wundliegen. Bei Verbrennungen regeneriert sich die Haut mit Natrium-chloratum-Creme schneller. Auch bei Hautpilzerkrankungen zeigt die Creme eine gute Wirkung. Bei Fließschnupfen hilft es, die Seiten der Nase damit einzucremen. Bei trockener Haut dient Natrium-chloratum-Creme zur Feuchtigkeitsbildung und zum Aufbau der Schleimhäute, auch bei Verbrennungen ersten und zweiten Grades kann die Creme wirkungsvoll eingesetzt werden. (Achtung: Bei Verbrennungen keine Salben auf Fettbasis verwenden, nur Cremen auf Ölgrundlage wie unsere Produkte.)

Nr. 9 Natrium-phosphoricum-Creme

Natrium phosphoricum ist in Blutkörperchen, Muskeln, Gehirn- und Nervenzellen und in der Gewebeflüssigkeit vorhanden. Dieser Mineralstoff sorgt unter anderem für den Kohlensäureaustausch des Blutes in den Lungen, für den Abbau der Kohlenhydrate, für die Lösung der Harnsäure im Blut und für die Verseifung der Fette. Es ist ein wichtiges Mittel bei fettreicher Ernährung, bei Rheuma, Ischias, Gelbsucht und Gallensteinen.

Natrium-phosphoricum-Creme ist insbesondere zur Vorbeugung bei unreiner Haut, z. B. Mitessern, Pickeln und jeder Form von Akne einsetzbar. Auch bei fettiger Haut ist diese Creme zusammen mit der »Spezialcreme für die Reinheit der Haut« die erste Wahl. Die Creme kann zur Unterstützung bei Drüsenschwellung oder Eiterung, Brustdrüsenentzündung, Furunkel, Milchschorf, Bläschenausschlag mit honiggelbem Inhalt und saurem Schweiß eingesetzt werden. Auch bei rheumatischen Schwellungen der Gelenke ist die äußere Anwendung von Natrium phosphoricum sehr hilfreich.

Nr. 10 Natrium-sulfuricum-Creme

Natrium sulfuricum ist ein wichtiges Mittel des abbauenden Stoffwechsels. Es entzieht den abzubauenden Stoffen das Wasser und fördert somit deren Ausscheidung. Dieser Mineralstoff fördert die Blasen- und Nierentätigkeit und unterstützt den Darm, die Leber und die Bauchspeicheldrüse in ihren Aufgaben.

Natrium-sulfuricum-Creme ist hilfreich zur Harmonisierung des Wasserhaushalts, z. B. bei geschwollenen Beinen mit Wasserstauung, bei aufgequollenem Gesicht, bei Hautausschlägen mit grünlich-gelblichen oder grünlich-eitrigen Absonderungen, Hautpilzerkrankungen, Hühneraugen, Nervenschmerzen und periodisch im Frühjahr auftretenden Hautleiden. Ein weiteres Einsatzgebiet sind Erfrierungen oder wenn sich eine bläulich-rote Färbung im Gesicht zeigt (»Schnapsnase«). Auch für Wunden mit blauroten Rändern ist die Creme sehr hilfreich. Sie wirkt lösend und vorbeugend bei Ödemen, zur Stoffwechselaktivierung; bei Blähungen und Winden (Geruch wie faule Eier) auf Nabel- und Kreuzbeinbereich auftragen.

Nr. 11 Siliceacreme

Silicea kommt in den Nerven, Haaren, Knochen, Nägeln, der Oberhaut und dem Bindegewebe vor. Ein Siliceamangel bewirkt frühzeitiges Altern und eine Verschlechterung der Körperverfassung. Es hilft bei Haarausfall, allgemeiner Gewebsschwäche, brüchigen Nägeln, Arterienverkalkung, Blutergüssen und Furunkeln.

Silicea ist das »Schönheitsmittel« der Schüssler-Mineralstoffe und eignet sich deshalb hervorragend als Creme für die Haut und das Bindegewebe. Sowohl bei trockener als auch bei frühzeitig alternder Haut kommt sie zum Einsatz. Siliceacreme löst Verhärtungen, hilft bei Abszessen, Geschwüren, Fußpilz und Fußschweiß. Sie kann auch gemeinsam mit Calcium-phosphoricum- und Magnesiumcreme zur Osteoporose-Vorbeugung eingesetzt werden. Bei brüchigen Nägeln, Nackenkopfschmerz, knirschender Halswirbelsäule, zur Strukturbildung, Reinigung und zur Stärkung der Quellfähigkeit des Bindegewebes. Silicea wird auch als die Antifaltencreme bezeichnet.

Nr. 12 Calcium-sulfuricum-Creme

Calcium sulfuricum, Gips, schützt die Schleimhäute vor der Einwirkung von Säuren und ätzenden Mitteln, dies ist besonders bei den Verdauungsorganen wichtig. Calcium sulfuricum unterstützt den Aufbau von Knorpelsubstanz und kommt bei eitrigen Prozessen zur Anwendung. Es dient der Reinigung und dem Aufbau von Binde- und Stützgewebe, hilft bei Augenbindehautentzündungen, Entzündung aller Schleimhäute mit Eiterungen, Magenschleimhautveränderungen, Magengeschwüren, auch bei Eiterbildung im Bereich der Geschlechtsorgane.

Calcium-sulfuricum-Creme unterstützt bei Entzündungen der Stirn- und Nebenhöhlen, bei brennenden Fußsohlen, Fisteln, Blasen- und Nierenentzündungen. Bei Augenschmerzen nach intensiver Arbeit am Bildschirm löst die Creme die Empfindung des Brennens und den Schmerz. Die Creme wird sanft um die Augen und auf die Augenlider aufgetragen. Weitere Einsatzmöglichkeiten: Abszesse, Furunkel, Karbunkel. Bei Eiterung vor der Calcium-sulfuricum-Creme Siliceacreme einsetzen, damit ein Abfluss des Eiters gewährleistet ist. Lösend und vorbeugend wirkt die Creme auch bei Alterspigmenten und hartnäckiger Akne.

Selbstmassage mit Mineralstoffcremen

Es kann sehr angenehm und effektiv sein, sich selbst zu massieren. Am wirkungsvollsten ist es, wenn die Anwendung in regelmäßigen Abständen wiederholt wird.

Selbstmassage von Kopf bis Fuß

Am besten wirkt diese Massage morgens, sie kann jedoch, jeweils mit den entsprechenden Cremen, zu jeder Tageszeit durchgeführt werden. Wenn Sie Ihre Gelenke und Muskeln besonders stärken möchten, können Sie die Gelenk- und Muskelcreme nehmen. Nach der Massage 10 bis 20 Minuten in ein warmes Badetuch gehüllt ruhen, damit die Mineralstoffe den ganzen Organismus durchdringen, dann erst duschen oder ein Bad nehmen.

Kopfmassage
Die Fingerspitzen eincremen und die gesamte Kopfhaut langsam mit kleinen kreisenden Bewegungen vom vorderen Haaransatz bis zum Nacken massieren.

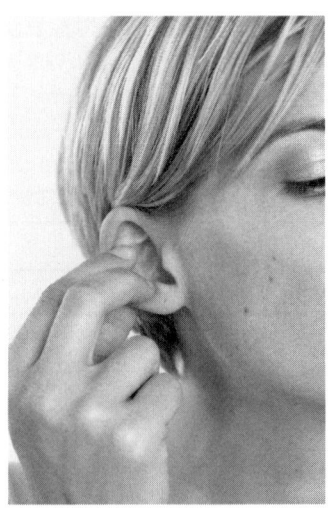

Ohrmassage
Sie können beide Ohren gleichzeitig oder nacheinander massieren. Mit Daumen und Zeigefinger die ganzen Ohrmuscheln von oben nach unten ausstreichen, die Ohrläppchen mehrmals streichen und nach unten ziehen, die Ohrmuscheln ein wenig dehnen und schütteln, nochmals ausstreichen. Abschließend den Bereich hinter den Ohren zart streichend massieren.

Dehnen der Ohrmuschel

Gesichtsmassage

Mit leichtem Druck mit den Fingerkuppen von der Stirnmitte zu den Schläfen streichen, den Schläfenbereich mit kreisenden Bewegungen zart massieren, das Gleiche von den Wangen bis zum Kinn. Beim Kinn auch von der Mitte nach außen streichen wie bei der Stirn. Vom Nasenansatz von oben nach unten einige Male der Nase entlang streichen, bei den Nasenflügeln mit kleinen Kreisen und leichtem Druck enden.

Nacken- und Halsmassage

Von den Schultern aus mit etwas Druck den Nacken bis zum Haaransatz reiben, einige Male auf und ab streichen. Dann den Hals mit beiden Händen einige Male abwechselnd vom Schlüsselbein bis zum Kinn streichen.

Armmassage

Die Arme, zuerst den linken, dann den rechten Arm, zart streichend von den Fingerspitzen bis zu den Schultern, dann kräftig streichend den Oberarm massieren, von den Ellbogen bis zu den Händen sanft kreisend massieren.

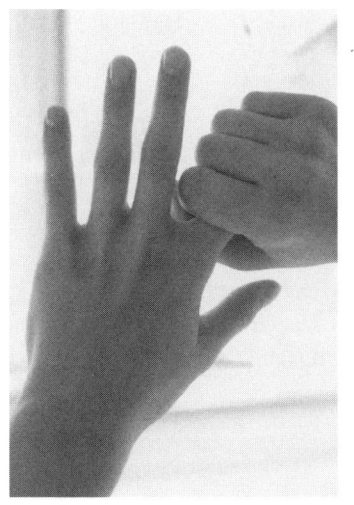

Handmassage

Jeden Finger einzeln von der Wurzel zu den Fingerspitzen ausstreichen, erst mit der rechten Hand die linke, dann umgekehrt.

Brustmassage

Die Brust mit sanften kreisenden Bewegungen ausstreichen, das Brustbein sanft massieren.

Finger ausstreichen.

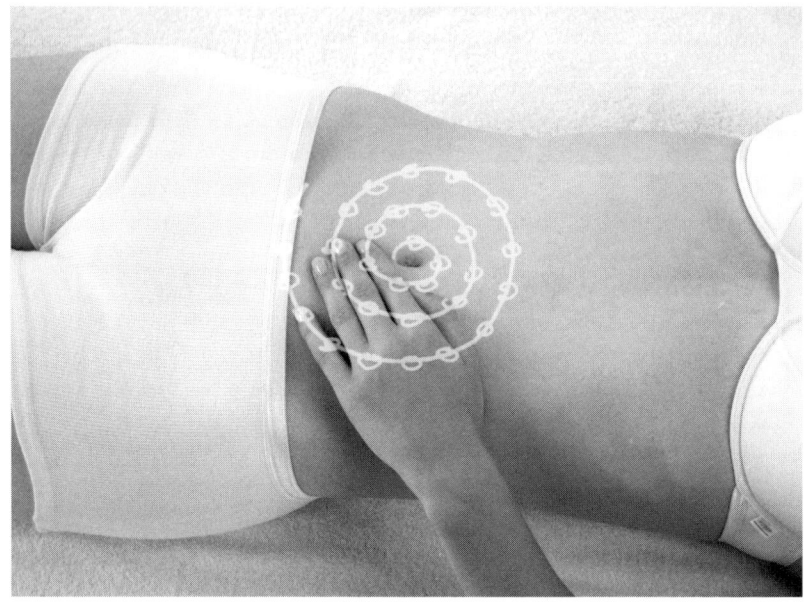

Bauchmassage.

Bauchmassage
Im Uhrzeigersinn vom Nabel ausgehend in kleinen Kreisen langsam mit leichtem Druck die Haut bearbeiten, weiterwandern, so dass eine Spirale entsteht.

Massage des unteren Rückens und des Gesäßes
Mit kräftigen Strichen einige Male auf und ab streichen, erst am Rücken, dann am Gesäß.

Beinmassage
Im Sitzen zuerst das linke Bein, dann das rechte Bein von unten nach oben massieren. An den Gelenken zarte, kreisende Bewegungen durchführen, an den Muskelpartien mit kräftigem Druck streichen.

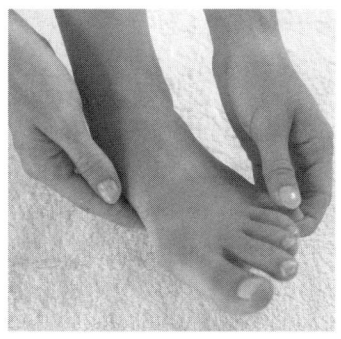

Fußmassage

Mit beiden Händen einige Male sanft erst den linken Fuß von den Zehenspitzen bis zu Ferse und Fußgelenk ausstreichen. Dann die Fußsohle kräftig mit kreisenden Bewegungen von der Ferse bis zu den Zehen massieren, dann jede Zehe einzeln von der Wurzel bis zur Spitze massieren, dabei auch die »Schwimmhäute« einbeziehen.

Fußmassage.

Jeder Bereich kann auch für sich etwas ausführlicher massiert werden.

Handmassage

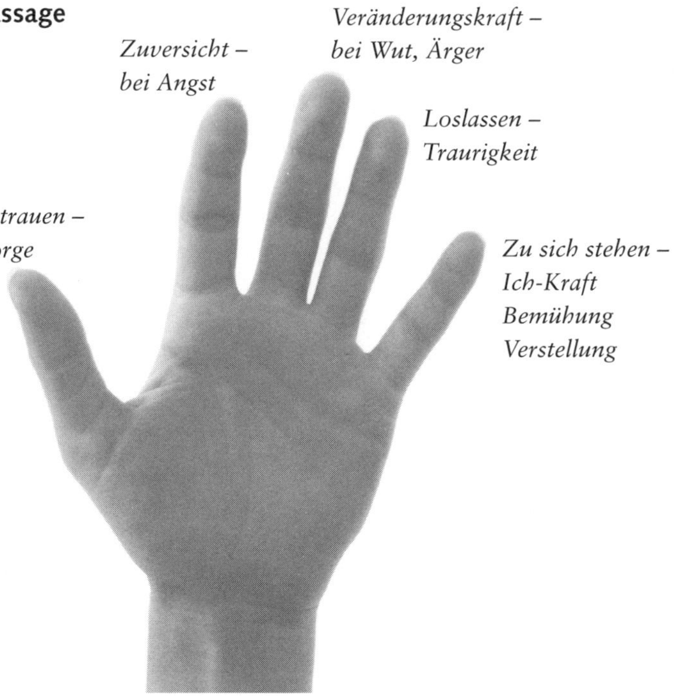

Veränderungskraft –
bei Wut, Ärger

Zuversicht –
bei Angst

Loslassen –
Traurigkeit

Urvertrauen –
bei Sorge

Zu sich stehen –
Ich-Kraft
Bemühung
Verstellung

Harmonisierung der Lebenseinstellungen durch die Finger.

Eine sehr einfache Art, Blockaden aufzulösen und die Kräfte ins Fließen zu bringen:
– die Hände reiben
– die rechte Hand streicht über die linke, wobei die Möglichkeiten von zartem Streicheln bis zu festem Kneten reichen (sanftes Massieren wirkt anregend, durch zu starkes Massieren können Vorgänge blockiert werden)
– die linke Hand streicht über die rechte
– die einzelnen Finger, mit der linken Seite beginnend, mit einer einzelnen Mineralstoffcreme oder mit einer Cremenmischung massieren
– die »Schwimmhäute« zwischen den einzelnen Fingern massieren, dies entgiftet die Lymphe
– zur Abrundung der Handmassage die einzelnen Finger kurz, jeweils einige Atemzüge lang, festhalten; dies dient zur Harmonisierung auf der seelischen Ebene und unterstützt die Organströme. Diese Harmonisierung kommt aus der Kunst des Jin Shin Jyutsu.

Massage bei Cellulite (Orangenhaut)

Orangenhaut entsteht durch Einlagerung von Stoffwechselschlacken, Giftstoffen und Schwermetallen in das Unterhautzellgewebe. Sie zeigt sich besonders häufig an den Hüften und am Bauch, an den Oberschenkeln und den Oberarmen. Oft ist die Haut an den betroffenen Stellen besonders empfindlich, der Wasserhaushalt ist gestört, der Lymphfluss zu gering. Oft ist das Gewebe zu fest, und es fehlt ihm an Geschmeidigkeit.

Von den Mineralstoffen nach Dr. Schüssler sind besonders Natrium phosphoricum, Natrium sulfuricum und Silicea zur Behandlung der Cellulite wirksam. Natrium phosphoricum hilft dem Fettstoffwechsel, Natrium sulfuricum unterstützt den abbauenden Flüssigkeitshaushalt, und Silicea reinigt das Bindegewebe.

Sehr angenehm ist der Einsatz der entsprechenden Mineralstoffcremen. Es kann auch die Spezialcreme für die Reinheit der Haut angewendet werden, die unter anderem auch die angegebenen Mineralstoffe enthält. Die Cremen fördern die energetische Versorgung der damit behandelten Körperstellen und sorgen dafür, dass abgelagerte Schlackenund Giftstoffe wieder in den Kreislauf gelangen und so zur Ausscheidung gebracht werden können. Dies verhindert das Entstehen chronischer Überbelastungen und latenter Infektionen, welche die Entstehung rheumatischer Erkrankungen und Arthrosen zur Folge haben können.

Zur Cellulite-Massage können die bei der Selbstmassage angegebenen Techniken angewendet werden, zusätzlich kann die Haut mit einer Zupfmassage kräftig durchgearbeitet werden. Dafür heben Sie die Haut mit den Fingerspitzen beider Hände, drücken sie etwas und ziehen sie nach oben. Dann lassen sie die Stelle wieder los und gehen zur nächsten weiter. Als Abrundung immer streichende Bewegungen anwenden.

Bäder

Hand-, Arm- und Fußbäder

Da Hände und Füße analog den ganzen Menschen darstellen, kann über ihre Behandlung sehr effektiv der gesamte Organismus gepflegt werden. Vor allem die Stoffwechselvorgänge im Körper und der seelische Bereich

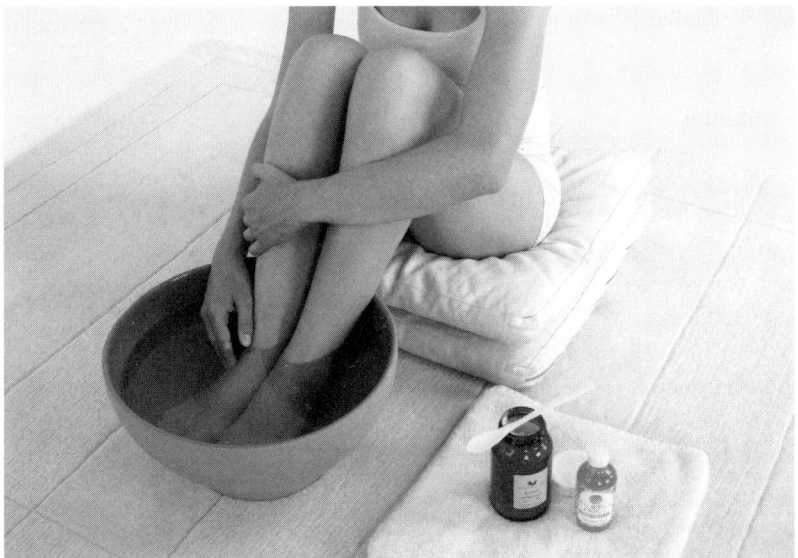

Fußbad in der Energieschale.

werden dadurch angesprochen. Der Körper wird auf eine sehr angenehme Weise harmonisiert, beruhigt oder angeregt, und gleichzeitig wird die Aufnahme der Mineralstoffe begünstigt.

Achten Sie darauf, dass die Hände und Füße warm sind, denn nur dann ist eine gute Wirkung zu erzielen. Ansteigende Wassertemperatur kann unterstützend wirken (maximal bis 42 °C, mit Badethermometer gemessen).

Die Wirkung eines Bades hängt mit dem Gefäß zusammen, das für das Bad verwendet wird. Nach unserer Erfahrung unterstützen die speziell gefertigten Energieschalen aus gebranntem Ton die Wirkung der Mineralstoffe ganz erheblich. Es kommt durch die ideale Form dieser Gefäße zu einem sehr raschen Energieausgleich, die eigenen Kräfte kommen gut in Fluss. Die benötigte Mineralstoffmenge reduziert sich bei Verwendung der Energieschalen um einen Drittel.

Anwendung:
- Wasser in der gewünschten Temperatur in ein Gefäß geben
- ca. 20 Mineralstofftabletten oder 2 Esslöffel Pulver einrühren
- wenn gewünscht, Kräuterblütenöle und Blütenessenzen hinzufügen
- Dauer: 15–20 Minuten

Vollbäder

Vollbäder dienen in einem hohen Maße der Gesundheit und stellen eine wertvolle Hilfe zur allgemeinen Regeneration dar. Die spezifischen Wirkungen werden durch Unterschiede in Wassertemperatur und Dauer des Bades erreicht.

Vollbad mit Hausbadesalz nach Dr. K. Hickethier

Das Hausbadesalz enthält Kaolinerde und Mineralstoffe nach Dr. Schüssler. Es fördert die Entschlackung, unterstützt mit seinen Inhaltsstoffen sämtliche Hautfunktionen und hilft der Ausscheidung.

Anwendung:
- Dauer: für beste Wirkung 6–8 Minuten
- Wassertemperatur: nicht höher als 37 °C

Nährbad mit Mineralstoffen

Vollbad, Wassertemperatur 1 °C unter Körpertemperatur. Dadurch wird der Organismus angeregt, seine eigenen Wärmekräfte zu aktivieren, was die Ich-Kraft stärkt. Die Wirkung hängt stark von den individuell gewählten Mineralstoffen ab, es kann je nach Tagesbedarf jedes Mal eine neue, den jeweiligen Bedürfnissen entsprechende Mischung gewählt werden.

Anwendung:
- 2 Esslöffel Mineralstoffpulver oder 20 Tabletten von 1–3 Mineralstoffen nach Wahl im Badewasser auflösen.
- Dauer: ca. 20–30 Minuten

Serienwaschungen mit Mineralstoffen

Durch den belebenden Effekt auf die Herz- und Kreislauftätigkeit wirken diese Waschungen entgiftend, wodurch sich oft unmittelbar eine spürbare Linderung der Symptome einstellt. Dies kann vor allem bei Erkältungs- und Infektionskrankheiten bestens zur Unterstützung eingesetzt werden. Es ist wichtig, dass die Füße warm sind und dass der Körper nicht auskühlt.

Anwendung:
- 20 Tabletten oder 2 Esslöffel Mineralstoffpulver in ca. 3 Liter kaltem Wasser auflösen.
- Waschlappen eintauchen, auswringen und den Körper damit sehr schnell abwaschen. Die Waschung sollte nicht länger als 2 Minuten dauern.
- Empfohlene Reihenfolge: Hände, Arme, Achselhöhlen, Hals, Brust, Bauch, Seiten, Rücken, Füße, Beine, Gesäß.
- Danach unmittelbar ohne Abtrocknen ins warme Bett und etwa 30 Minuten nachwirken lassen.

Dieser Vorgang kann im Zeitraum von einer halben oder ganzen Stunde wiederholt werden, bis man ins Schwitzen gerät. Trinken von leichtem Kräutertee oder von warmem Wasser ist unerlässlich. Auf Wunsch kann eine Wärmflasche aufgelegt werden.

Mineralstoffe je nach Bedarf, beispielsweise:
- zur Entgiftung Kalium chloratum Nr. 4, Natrium phosphoricum Nr. 9, Natrium sulfuricum Nr. 10, Silicea Nr. 11
- bei Fieber bis 38,5 °C Ferrum phosphoricum Nr. 3, Kalium chloratum Nr. 4
- bei Fieber über 38,5 °C Kalium phosphoricum Nr. 5

Wickel und Kompressen

Hilfreich auf körperlicher, seelischer und geistiger Ebene sind Wickel und Kompressen, wenn sie exakt nach Anweisung ausgeführt werden. Bei nicht sachgemäßer Anwendung kann es zu Erkältungen kommen.

Die verschiedenen Wirkungen der Mineralstoffe können durch den Einsatz von Wärme oder Kälte an den betroffenen Stellen eine Linderung der Symptome bringen. Der Einsatzbereich ist sehr vielfältig und von den gewählten Mineralstoffen abhängig (Linderung von Schmerzen, Entzündungen, Ausleiten belastender Stoffe über die Haut usw.). Je nach Körpertemperatur, Alter und Gesundheitszustand muss sorgfältig die geeignete Art der Anwendung ausgesucht werden; nachfolgend können nur einige davon aufgezählt werden.

- kühle und warme Anwendungen: Cremen und Wasserwickel
- heiße Anwendung: Wasserwickel

Die zu verwendenden Mineralstoffe sind von den Symptomen abhängig und somit im Nachschlageteil und bei den Beschreibungen der einzelnen Mineralstoffe zu finden. Bei der Auswahl sollte bedacht werden, dass die Verwendung von Creme einfacher ist und ein »Wasserwickel« nur bei korrekter Anwendung tatsächlich eine Verbesserung bringt.

Temperatur individuell anpassen:
- *Bei Fieber* kann die Wassertemperatur 1 °C unter der Körpertemperatur liegen.
- *Warme Wickel* sollten wärmer als die Körpertemperatur sein.

– *Heiße Wickel* so heiß wie für den einzelnen Menschen möglich. Hitze ist besser auszuhalten, wenn das Tuch gut ausgewrungen wird.
– *Kühle* Wickel und Kompressen sollten eine Temperatur von etwa 17 °C haben.

Wie macht man einen Wickel?

Direkt auf die Haut kommt ein feuchtes Innentuch aus grobem Leinen, dann ein trockenes Zwischentuch aus Baumwolle und zum Abschluss und als gute Isolierung außen ein Tuch aus Wolle oder Flanell.

Heiße Wickel

Bauchwickel
Ca. 20 Tabletten des gewählten Mineralstoffs in heißem Wasser auflösen.
Hilft bei Schmerzen, angespannten Nerven, Schlafstörungen, Blähungen, Menstruationsbeschwerden, Krämpfen, Verdauungsproblemen, zur Unterstützung von Leber und Nieren, bei kalten Füßen.

Brustwickel
Ca. 20 Tabletten des gewählten Mineralstoffs in heißem Wasser auflösen.
Z. B. bei Husten und bei Angstzuständen (auch mit Einsatz von Johanniskrautblütenöl).

Kühle oder kalte Wickel

Handgelenkswickel (kühl)
Ca. 20 Tabletten des gewählten Mineralstoffs in kühlem/lauwarmem Wasser auflösen.
Immer an beiden Armen anlegen.
Ideal bei Fieber und kalten Füßen, wenn kein Wadenwickel möglich ist.

Wadenwickel (kalt)
Der ganze Körper muss warm sein!
    Ca. 20 Tabletten des gewählten Mineralstoffs in kühlem/lauwarmem Wasser auflösen.
    Baumwollkniestrümpfe eintauchen, gut auswringen und anziehen, darüber größere trockene Strümpfe anziehen. Oder herkömmliche Wadenwickel mit Tüchern, die straff, aber nicht zu stark gespannt angelegt werden sollten.
    Z. B. bei Fieber und Einschlafschwierigkeiten.

Kompressen

Augenkompresse
10–15 Tabletten des entsprechenden Mineralstoffs in ¼ Liter abgekochtem Wasser auflösen. Ein in diese Lösung eingetauchtes Tüchlein wird gut ausgedrückt und so warm, wie es angenehm ist, auf die Augenlider aufgelegt.

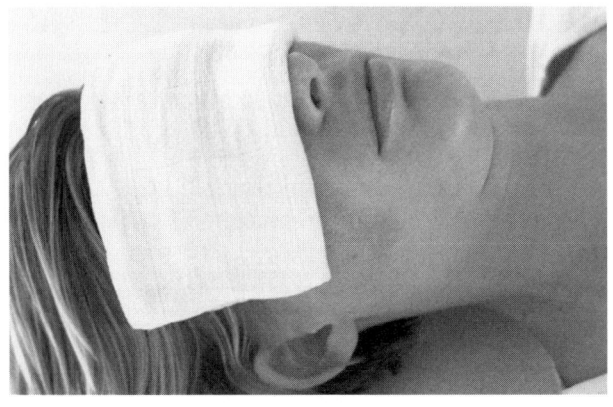

Augenkompresse.

Mineralstoffe nach jeweiligem Bedürfnis wählen, z. B.:
– Ferrum-phosphoricum- und Silicea-Kompresse bei Druckgefühl
– Calcium-sulfuricum-Kompresse bei Bindehautentzündung
– Natrium-chloratum-Kompresse bei trockenen Augen, auch bei tränenden Augen

Gesichtskompresse

Eine Mineralstoffcreme nach Wahl auf das Gesicht auftragen, dann eine heiß-feuchte Kompresse auflegen; am einfachsten mit einem Waschlappen oder einem kleinen Gästehandtuch. Eine warme Kompresse kann einige Minuten auf dem Gesicht bleiben, eine heiße Kompresse nur auflegen, leicht andrücken und gleich wieder abnehmen. Manche Menschen bevorzugen eine kühle Gesichtskompresse.

Entspannend und beruhigend wirkt zum Beispiel die Spezialcreme für die Reinheit der Haut.

Für eine anregende Kompresse kann Kalium phosphoricum verwendet werden.

Ihrer Phantasie sind auch hier keine Grenzen gesetzt. Lassen Sie sich inspirieren!

Schönheitspflege

Wahre Schönheit hat nichts mit dem gerade geltenden Schönheitsideal zu tun, sie kommt von innen und entsteht dadurch, dass in uns etwas zum Klingen kommt. Es wird eine Saite in unserem Innern berührt, die mit dem Gesehenen, dem Gehörten und Erlebten in einem harmonischen Akkord schwingt. Wenn wir einem Menschen begegnen, von dem diese Art der Schönheit ausgeht, fühlen wir uns bewegt und beschwingt. Wir sehen uns beglückt und beschenkt, ein Gefühl der Zuneigung, ja von tiefer Liebe kann in uns wachgerufen werden. Es ist, als hätte uns ein Hauch des Schöpfers erreicht.

Die naturgemäße Körperpflege mit Mineralstoffprodukten ist mehr als nur Hautpflege, sie bezieht vielmehr unser gesamtes Wesen mit ein. Sie hat einen harmonisierenden und ausgleichenden Einfluss auf den ganzen Organismus und ist auch in der Lage, die verschiedenen Ebenen zu verbinden.

Die Rosenpflegelinie und weitere Spezialcremen

Für Schönheitspflege im eigentlichen Sinne braucht es Produkte, die der Haut tatsächlich die benötigten Stoffe bieten. Deshalb forschten wir nach den für innere und äußere Schönheit am meisten benötigten Mineralstoffen und mischten sie zum Teil auch mit anderen natürlichen Substanzen. Das Besondere an der von uns entwickelten Pflegelinie ist, dass sie für alle Hauttypen geeignet ist und somit bei fettiger, spröder und trockener Haut gleichermaßen angewendet werden kann. Ebenfalls hilfreich ist sie bei Falten und empfindlicher Haut.

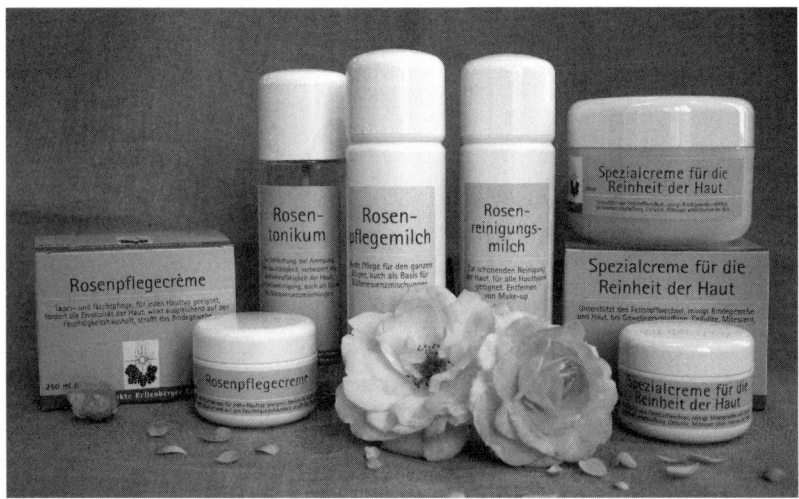

Die Rosenpflegelinie.

Rosenreinigungsmilch

Die Rosenreinigungsmilch bewirkt eine gründliche Reinigung und schützt den natürlichen Säuremantel der Haut. Morgens und abends auf Gesicht und Dekolleté auftragen, leicht einmassieren und mit warmem Wasser abwaschen. Anschließend Rosentonikum auftragen.

Rosentonikum

Als zusätzliche Unterstützung kann nach der Rosenreinigungsmilch dieses Tonikum verwendet werden. Es öffnet die Poren und macht die Haut aufnahmebereit für weitere Pflege. Rosentonikum können Sie auch während des Tages zur Erfrischung auf die Haut sprühen; es kann auch zur Tiefenreinigung der Haut eingesetzt werden.

Rosenpflegecreme

Die Rosenpflegecreme kann täglich für Gesicht, Hals, Hände und für die Pflege des ganzen Körpers angewendet werden. Natrium chloratum unterstützt den Aufbau der Feuchtigkeit der Haut, Calcium fluoratum fördert die Erhaltung der Elastizität und Spannkraft, Silicea reinigt das Bindegewebe, wodurch die Haut »verjüngt« wird.

Nach der Reinigung und nach der Anwendung von Rosentonikum auftragen.

Spezialcreme für die Reinheit der Haut

Die Spezialcreme für die Reinheit der Haut unterstützt durch die in ihr enthaltenen Mineralstoffe und Blütenessenzen die Reinigung sowohl auf körperlicher als auch auf seelischer Ebene. Ermöglicht wird dies durch Prunella-vulgaris-Urtinktur, die Mineralstoffe Natrium phosphoricum, Natrium sulfuricum und Silicea sowie die Blütenessenzen Self-Heal, Manzanita und Crab Apple.

Die Creme eignet sich sowohl für die Pflege unreiner Haut wie zur Ganzkörperpflege, zur Entschlackung, z. B. bei Fastenkuren oder bei Cellulite, um nur einige Möglichkeiten zu nennen.

Gelenk- und Muskelcreme

Diese Creme unterstützt die Entspannung der Muskulatur und fördert die Durchblutung. Die Mineralstoffe Calcium phosphoricum, Natrium phosphoricum und Silicea helfen, das Gewebe zu reinigen und aufzubauen. Die Blütenessenzen der Kleinen Braunelle und der Fuchsia unterstützen den Heilprozess und lösen Anspannung. Löwenzahnblütenöl hilft, Verspannungen zu lösen und fördert die Durchblutung.

Anzuwenden bei Gelenk- und Muskelschmerzen und zur Unterstützung der Geweberegeneration.

Prunella-Mineralstoffcreme

Diese Creme ist universell anwendbar und kann von der täglichen Pflege bis hin zu Notfallsituationen hilfreich sein. Neben den Mineralstoffen

Ferrum phosphoricum, Natrium chloratum und Silicea enthält sie noch einige Blütenessenzen, die gemeinsam mit den Mineralstoffen das Selbstbewusstsein erhöhen, Stress abbauen und sogar einem Schock entgegenwirken können. Die in jedem Menschen vorhandenen Selbstheilungskräfte werden unterstützt und aktiviert. Bewährt hat sich Prunella-Mineralstoffcreme auch bei einem inneren Gefühl der Leere, wie es heutzutage viele Menschen belastet und dann oft z. B. durch Essen, Kleidung, Telefonieren, Drogen überdeckt oder kompensiert wird. In diesem Fall ist es hilfreich, die Creme auf den Bauch aufzutragen.

Gesichtspackung
Die milde Gesichtspackung dient als Maske zur Tiefenreinigung und wird nach der Einwirkzeit mit lauwarmem Wasser abgewaschen. Sie kann aber auch als Pflege für den gesamten Körper eingesetzt werden, z. B. zur Erfrischung während des Tages oder nach einem anstrengenden Tag. Zu diesem Zweck die Creme dünn auftragen, ohne sie abzuwaschen. Mit einer anschließenden heißen Kompresse können die Lebensgeister wieder geweckt werden. Dazu einen Waschlappen unter heißes Wasser halten und gut auswringen.

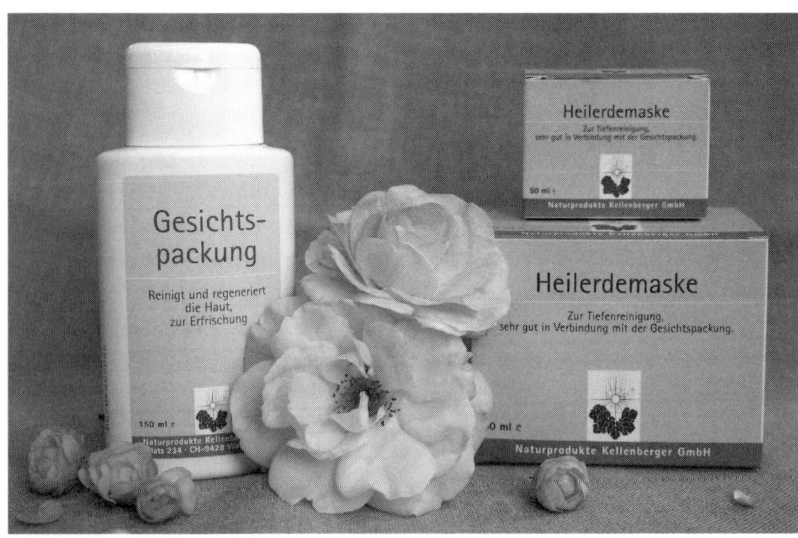

Heilerdemaske

Für eine schonende Tiefenreinigung wird diese Maske 2- bis 3-mal in der Woche aufgetragen und nach 10–20 Minuten mit warmem Wasser abgewaschen. Die Heilerdemaske ist besonders bei fettiger Haut sehr zu empfehlen. Um sie etwas geschmeidiger zu machen, kann die Maske zu gleichen Teilen mit der Gesichtspackung gemischt werden.

Rosenpflegemilch

Die Rosenpflegemilch eignet sich für die tägliche Pflege des ganzen Körpers, um die Spannkraft und Elastizität der Haut zu bewahren. Sie ist eine sehr gute Basis zum Mischen mit Blütenessenzen.

Duschcreme Silicea-Rose

Diese sehr schonend reinigende Duschcreme kann auch für die Reinigung des Gesichts und als Handwaschlotion verwendet werden.

Haarpflege

Unser Wohlbefinden und damit auch das Aussehen des Haares wird positiv beeinflusst durch gezielte Haarpflege, ausgewogene Vollwertkost, genügend Schlaf und Bewegung und einen sinnvollen Umgang mit Stress und Konflikten. Die Pflege der Kopfhaut ist die Voraussetzung für gesundes Haar. Das Haar und der Zustand der Kopfhaut sind auch Ausdruck des Befindens. So wirken sich Stress und die daraus folgende Übersäuerung unmittelbar aus. Die Haare werden wie die Haut über den Stoffwechsel und den Blutkreislauf ernährt. Deshalb hat die Ernährung auf Gesundheit und Wachstum der Haare einen direkten Einfluss.

Unterstützen wir den Stoffwechsel durch den gezielten Einsatz von Mineralstoffen, können wir auch unsere Haarpracht länger erhalten. Die Mineralstoffe nach Dr. Schüssler, die uns auch im Seelisch-Geistigen unterstützen, können bei der Pflege der Kopfhaut und der Haare hilfreich sein. In der Praxis haben sich vor allem Shampoos und Spülungen bewährt. Durch Massieren der Kopfhaut mit den entsprechenden Mineralstoffcremen vor dem Haarewaschen kann manche Störung behoben werden.

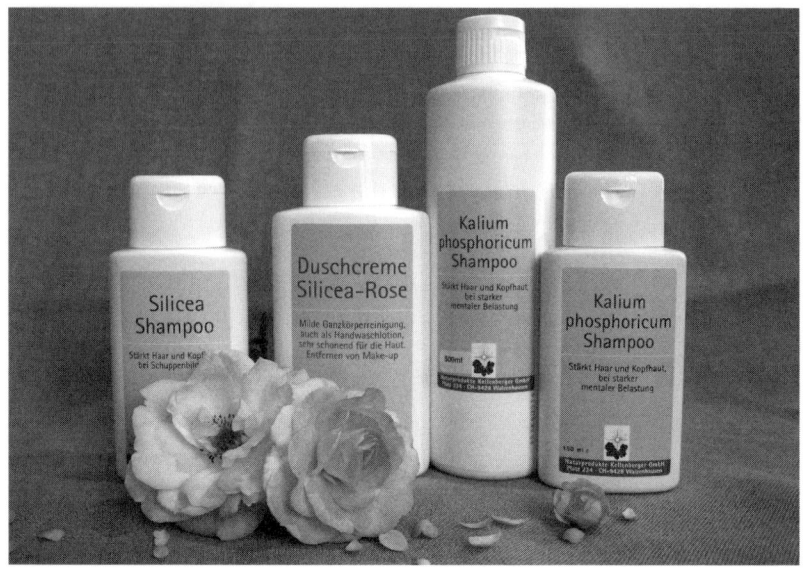

Silicea-Shampoo
mit Silicea und Kalium sulfuricum

Stärkt Haar und Kopfhaut, ist dank der Beigabe von Kalium sulfuricum besonders bei Schuppenbildung geeignet.

Kalium-phosphoricum-Shampoo
mit Kalium phosphoricum

Stärkt Haar und Kopfhaut, ist besonders in Zeiten intensiver geistiger Betätigung und bei großer Anstrengung hilfreich.

Haarspülungen

Haarspülungen sind mit Mineralstoffpulver sehr leicht selbst herzustellen. In einen halben Liter warmes Wasser 2 Esslöffel des gewünschten Mineralstoffs geben, nicht umrühren, so dass der Milchzucker sich auf dem Boden absetzt und nur der Mineralstoff im Wasser in Ionenform enthalten ist. Das Wasser zur weiteren Verwendung vorsichtig abgießen, so dass der Milchzucker zurückbleibt. Mineralstoffpulver hat gegenüber

Mineralstoffen in Tablettenform den Vorteil, dass es kein Tablettiermittel (je nach Hersteller Kartoffelstärke, Weizen- oder Maisstärke) enthält.

Calcium-fluoratum-Silicea-Haarspülung
für brüchiges, gespaltenes Haar

Kalium-sulfuricum-Haarspülung
bei klebrigen Schuppen

Natrium-sulfuricum-Haarspülung
bei fettigen Schuppen, fettender Kopfhaut

Kalium-chloratum-Haarspülung
bei mehligen, staubartigen Schuppen

Silicea-Haarspülung
bei Haarausfall

Für eine Kur können Sie die Haarspülung in eine 30-ml-Tropfflasche abfüllen und täglich einige Tropfen auf die Kopfhaut auftragen. Da die Spülung keinen Konservierungsstoff enthält, sollte sie nach einer Woche erneuert werden.

Hinweise zur Einnahme der Mineralstoffe

Am intensivsten ist die Aufnahme der Mineralstoffe, wenn die Tabletten einzeln gelutscht werden. Die Wirkstoffe gelangen so direkt über die Mundschleimhaut ins Blut und damit in den gesamten Organismus. Es können bis zu vier verschiedene Mineralstoffe gemeinsam oder über den Tag verteilt eingenommen werden. Wir haben vor allem bei chronischen Erkrankungen mit der gemeinsamen Einnahme verschiedener Salze großen Erfolg und konnten keine unerwünschten Wirkungen feststellen. Auch zur Anwendung der Mineralstoffe in akuten Situationen haben wir viele positive Rückmeldungen bekommen.

Der Beschreibung nach sind die Wirkungen der Mineralstoffe oft entgegengesetzt, doch braucht der Organismus sie häufig zur selben

Zeit. Aufbau und Abbau, Anregung und Beruhigung geschehen gleichzeitig oder unmittelbar hintereinander. Muskeln werden gestreckt und gebeugt, das Herz und die Lungen weiten sich aus und ziehen sich in einem bestimmten Rhythmus zusammen usw. Der beste Erfolg wird erzielt, wenn die gleichzeitig stattfindenden Prozesse unterstützt werden.

In früheren Zeiten wusste der Mensch intuitiv und wie selbstverständlich, was für ihn gut ist. Er besaß eine unmittelbare Verbindung zur Erde, zum Rhythmus des Kosmos. Wenn wir uns heute mehr und mehr auf unser angestammtes inneres Wissen besinnen und wieder Zugang dazu bekommen, staunen wir oft über die Vielfalt und Weisheit, die sich darin birgt. Es ist sinnvoll, zum Beispiel die Antlitzdiagnose zu erlernen, die sehr oft eine Bestätigung für unser intuitives Wissen gibt.

Vorbeugung und chronische Leiden

- Erwachsene: 5–8 Tabletten pro Tag
- Kinder von 6 bis 12: 4–6 Tabletten pro Tag
- Kinder bis 6: 2–3 Tabletten pro Tag

Auch eine häufige Einnahme der Schüssler-Mineralstoffe über einen längeren Zeitraum hat keinen Gewöhnungseffekt zur Folge.

Akutsituationen

Sehr gut sind die Erfahrungen in akuten Situationen mit einer Mischung von 2 bis 3 Mineralstoffen, aufgelöst in ¼ l heißem Wasser. Dieser Trank wird je nach Stärke und Verlauf der Krankheit in Abständen von einer viertel bis einer halben Stunde getrunken. Bei Magnesium phosphoricum ist es empfehlenswert, das Wasser kurz zu kochen, um dem Körper die Aufnahme des Stoffes zu erleichtern.

- Erwachsene: Mineralstoffdrink aus 10–12 Tabletten pro Mineralstoff
- Kinder von 6 bis 12: ¾ der Erwachsenendosierung
- Kinder bis 6: ½ der Erwachsenendosierung
- Säuglinge: 1 Tablette pulverisiert auf die Zunge geben oder mit wenig abgekochtem Wasser eingeben oder äußerlich anwenden

Bei der Anwendung in akuten Situationen ist es wichtig, viel zu trinken, denn durch die Mineralstoffe nach Dr. Schüssler wird der Stoffwechsel angeregt. Um den Abtransport der Stoffwechselprodukte zu gewährleisten, ist für deren Ausscheidung viel Wasser notwendig.

Mineralstoffdrinks

Besonders beliebt ist der individuell gemischte heiße oder kalte Mineralstoffdrink. Dafür werden Mineralstoffe nach Dr. Schüssler in Pulverform in gutem Quellwasser aufgelöst. Eine Ausnahme bildet Magnesium, das nur heiß schluckweise getrunken dem Nervensystem zur Verfügung steht.

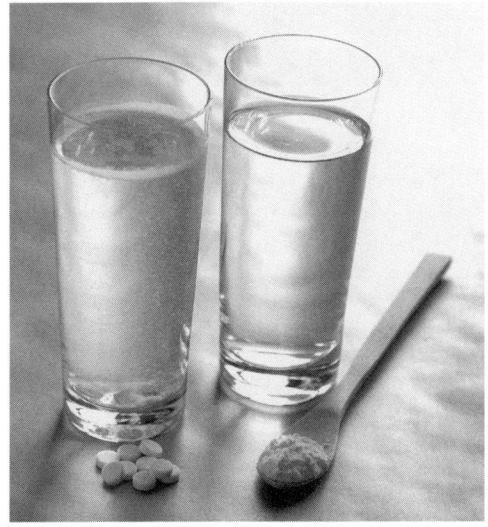

Glas links Mineralstoffdrink aus aufgelösten Tabletten, rechts aus aufgelöstem Pulver.

Je einen gehäuften Teelöffel Mineralstoffpulver in einen halben Liter Wasser geben; es können mehrere Mineralstoffe gemischt werden. Die Mineralstoffe sollten im Wasser nicht mit Metall in Berührung kommen, also mit einem Holzlöffel, einem Glas- oder Keramikstäbchen umrühren. Falls Sie kein Pulver zur Verfügung haben, können Sie den Trank auch mit Mineralstofftabletten zubereiten. Das Pulver hat den Vorteil, dass es kein Tablettiermittel enthält und sich daher restlos auflöst.

Die nachfolgenden Pulvermischungen sind auch fertig in Gläsern zu 250 g oder in Nachfüllpackungen zu 1000 g erhältlich (siehe Bezugsquellen Seite 144).

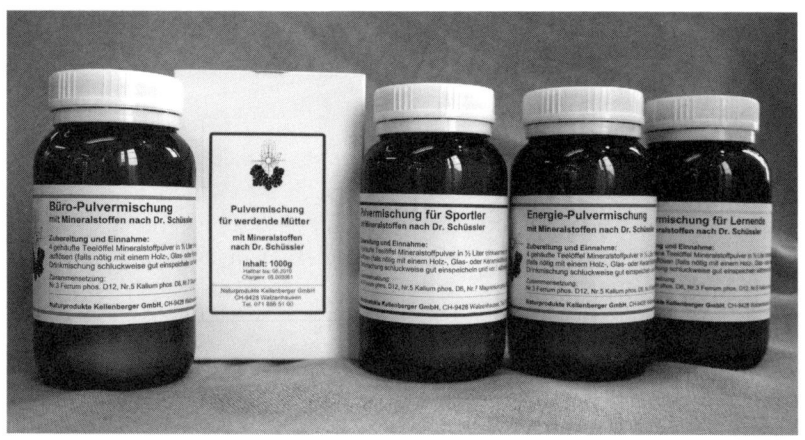

Drink für werdende Mütter

4 gehäufte Teelöffel Mineralstoffpulvermischung oder je 1 gehäuften Teelöffel der vier Mineralstoffpulver oder je 15 Tabletten in ½ Liter kurz gekochtem Wasser auflösen; falls nötig mit einem Holz-, Glas- oder Keramiklöffel umrühren. Die Drinkmischung schluckweise gut einspeicheln und während des Tages einnehmen.

– Nr. 1 Calcium fluoratum D12: unterstützt die Dehnfähigkeit und Rückbildung der Haut, des Bindegewebes und der Muskulatur.
– Nr. 2 Calcium phosphoricum D6: erhält das Knochensystem der Mutter, unterstützt die Bildung des Knochensystems des werdenden Kindes. Wichtig für die Zellneubildung.

– Nr. 3 Ferrum phosphoricum D12: fördert die Sauerstoffaufnahme und stärkt das Immunsystem.

– Nr. 7 Magnesium phosphoricum D6: stärkt das vegetative Nervensystem, wichtig für den Wehenrhythmus.

Drink für Sportler

Der Sportlerdrink findet zunehmend Anklang, da mit Hilfe dieser Mineralstoffmischung immer mehr Sportler zu persönlichen Spitzenleistungen fähig sind, ohne ihren Körper zu überfordern.

4 gehäufte Teelöffel Mineralstoffpulvermischung oder je 1 gehäuften Teelöffel der vier Mineralstoffpulver oder je 15 Tabletten in ½ Liter trinkwarmem oder kurz gekochtem Wasser auflösen; falls nötig mit einem Holz-, Glas- oder Keramiklöffel umrühren. Während der sportlichen Tätigkeit einnehmen.

– Nr. 3 Ferrum phosphoricum D12: fördert die Sauerstoffaufnahme und damit die Leistungsfähigkeit, stärkt das Immunsystem.

– Nr. 5 Kalium phosphoricum D6: stärkt das mentale Durchhaltevermögen und die Konzentrationsfähigkeit.

– Nr. 7 Magnesium phosphoricum D6: stärkt das vegetative Nervensystem, unterstützt Atem- und Herzrhythmus, verhindert Krämpfe.

– Nr. 9 Natrium phosphoricum D6: wirkt der Übersäuerung entgegen.

Drink für Schulkinder

4 gestrichene Teelöffel Mineralstoffpulvermischung oder je 1 gestrichenen Teelöffel der vier Mineralstoffpulver (oder je 10 Tabletten) in ½ Liter kurz gekochtem Wasser auflösen; falls nötig mit einem Holz-, Glas- oder Keramiklöffel umrühren. Die Drinkmischung schluckweise gut einspeicheln und während des Tages einnehmen.

– Nr. 2 Calcium phosphoricum D6: hilft zu entspannen und stärkt das Knochensystem.

– Nr. 3 Ferrum phosphoricum D12: fördert die körperliche Leistungsfähigkeit, stärkt das Immunsystem.

– Nr. 5 Kalium phosphoricum D6: unterstützt die Konzentrations- und Lernfähigkeit.

– Nr. 7 Magnesium phosphoricum D6: stärkt die Gelassenheit und das vegetative Nervensystem.

Bürodrink

4 gehäufte Teelöffel Mineralstoffpulvermischung oder je 1 gehäuften Teelöffel der vier Mineralstoffpulver oder je 15 Tabletten in ½ Liter kurz gekochtem Wasser auflösen; falls nötig mit einem Holz-, Glas- oder Keramiklöffel umrühren. Die Drinkmischung schluckweise gut einspeicheln und während des Tages einnehmen.

– Nr. 3 Ferrum phosphoricum D12: stärkt das körperliche Durchhaltevermögen und das Immunsystem.
– Nr. 5 Kalium phosphoricum D6: unterstützt das mentale Leistungsvermögen und fördert die Konzentrationsfähigkeit.
– Nr. 7 Magnesium phosphoricum D6: stärkt die Gelassenheit und das vegetative Nervensystem, hilft Stress abbauen.
– Nr. 11 Silicea D12: gibt den Nerven Schutz und stärkt die Kommunikationsbereitschaft.

Drink für Lernende

4 gehäufte Teelöffel Mineralstoffpulvermischung oder je 1 gestrichenen Teelöffel der vier Mineralstoffpulver oder je 15 Tabletten in ½ Liter kurz gekochtem Wasser auflösen; falls nötig mit einem Holz-, Glas- oder Keramiklöffel umrühren. Die Drinkmischung schluckweise gut einspeicheln und während des Tages einnehmen.

– Nr. 2 Calcium phosphoricum D6: hilft zu entspannen und stärkt das Knochensystem.
– Nr. 3 Ferrum phosphoricum D12: fördert die körperliche Leistungsfähigkeit, stärkt das Immunsystem.
– Nr. 5 Kalium phosphoricum D6: unterstützt die Konzentrations- und Lernfähigkeit.
– Nr. 7 Magnesium phosphoricum D6: stärkt die Gelassenheit und das vegetative Nervensystem.

Energiedrink

4 gehäufte Teelöffel Mineralstoffpulvermischung oder je 1 gehäuften Teelöffel der vier Mineralstoffpulver oder je 15 Tabletten in ½ Liter trinkwarmem Wasser auflösen; falls nötig mit einem Holz-, Glas- oder

Keramiklöffel umrühren. Die Drinkmischung schluckweise gut einspeicheln und während des Tages einnehmen.

– Nr. 3 Ferrum phosphoricum D12: fördert die Sauerstoffaufnahme und damit das körperliche Leistungsvermögen.
– Nr. 5 Kalium phosphoricum D6: stärkt das mentale Leistungsvermögen und die Konzentrationsfähigkeit.
– Nr. 8 Natrium chloratum D6: hilft, Wasser aufzunehmen, und hält die Energien in Fluss.
– Nr. 9 Natrium phosphoricum D6: verhindert zu rasche Übersäuerung und das schnelle »Ausbrennen«.

Diese Mischungen können je nach Bedarf ergänzt werden, Sie können auch Ihre ganz individuellen Mineralstoffmischungen bereiten. Dabei lohnt es sich, intuitiv an die Auswahl heranzugehen. So können Sie seelische oder auch körperliche Facetten von sich und Ihren Lieben entdecken, die Sie bisher vielleicht noch nicht beachtet oder bemerkt haben.

Verträglichkeit und Reaktionen

Uns sind keine Nebenwirkungen bekannt, die durch die Therapie mit Mineralstoffen nach Dr. Schüssler auftreten können. Die Wirkung der Mineralstoffe ist harmonisierend, das bedeutet, dass sie auch gemeinsam mit allopathischen Medikamenten risikofrei eingenommen werden können.

Zu Beginn der Therapie kann es zu Erstreaktionen kommen, weil durch die Einnahme oder die äußere Anwendung der Mineralstoffe das Reaktionsvermögen des Organismus gestärkt wird. Durch die Mineralstoffe kann der Körper dort arbeiten, wo es notwendig ist; dies wiederum kann zu einer Verstärkung der Symptome führen. So kann es auch in sehr seltenen Fällen nötig sein, dem Körper eine Verarbeitungspause zu gönnen.

Die zwölf Mineralstoffe nach Dr. Schüssler
Wirkungsweise und seelische Entsprechungen

Nr. 1 Calcium fluoratum D12, Flussspat

Geistig-seelisch:	Beweglichkeit, Mut zu Veränderungen, Mut, innerlich voranzugehen
Funktion:	Elastizität, Form
Hauptbedarf im Körper:	Gehirn, Augenlinsen, Herz, Lungen, Nieren Knochenhülle, Zellen der Oberhaut, Zahnschmelz und alle Gewebe, die elastisch sein müssen (Muskeln, Bänder)
Antlitzdiagnose:	– *rötlich-schwärzliche oder bräunlich-schwärzliche Färbung*, überwiegend innere Augenwinkel, auch um ganzes Auge möglich – *Würfelfalten* bei den inneren Augenwinkeln; je enger die Fältchen, desto stärker ist das Merkmal zu werten – rissige Zunge

Körperlicher Wirkungsbereich

Calcium fluoratum ist für die Elastizität und Spannkraft im Körper zuständig. Tritt ein Mangel dieses Mineralstoffes auf, ist zwar die Dehnung möglich, aber das Zurückbilden in die ursprüngliche Form ist eingeschränkt. Dieser Vorgang findet in Muskeln, Sehnen, Arterien, Venen, Lymphgefäßen und im Bindegewebe statt.

Durch die Einnahme dieses Mineralstoffes werden Verhärtungen oder fehlende Spannkraft der betroffenen Gewebe verhindert. Ein Hinweis auf einen Bedarf sind brüchige Nägel, Hornhaut, Schwielen, rissige und trockene Hände. Ebenfalls sind vermehrtes Umknicken der Fußgelenke, Auskugeln von Gelenken, die Neigung zu Senk- und Plattfüßen, schlaffes Bindegewebe Hinweise. Calcium fluoratum ist ein hervorragendes Mittel bei Gewichtszu- und -abnahme; es erhöht die Elastizität der Haut und vermindert dadurch die Bildung von Geweberissen; daher ist es besonders wichtig während der Schwangerschaft und erleichtert auch den Geburtsvorgang.

Einen Mangel an Elastizität erkennt man am Auftreten von Verhärtungen. Treten diese in den feinen Fasern im Gehirn auf, kann dies dazu führen, dass der Gedankenfluss abreißt, weil die Kommunikation zwischen rechter und linker Gehirnhälfte erschwert wird. Weitere Folgen sind Vergesslichkeit und Lernschwierigkeiten.

Als Bau- und Betriebsstoff dient Calcium fluoratum in den Blutbahnen der Ringmuskeln. Die Arterien und Venen erweitern sich bei jedem Herzschlag und ziehen sich dann wieder zusammen, bei Krampfadern verhilft es zum Wiedererlangen der Elastizität und zur Stärkung der Venen.

Zusammen mit Magnesium phosphoricum wirkt es sich auf die Knochenhärte aus. Darum ist es auch für die Knochenhaut und den Zahnschmelz von großer Wichtigkeit.

Bei der Arbeit mit den modernen Kommunikationsmitteln wie Fernsehen und Computer entsteht ein erhöhter Bedarf an Calcium fluoratum.

Geistig-seelische Entsprechung

Die Elastizität und Spannkraft, die Calcium fluoratum auf der körperlichen Ebene gewährleistet, lässt sich auch auf den seelischen Bereich übertragen. Es stärkt den Mut, Neues zu wagen, und fördert den Willen, andere Wege auszuprobieren und auf die Fülle des Lebens zu vertrauen. Die gedankliche, emotionale und körperliche Beweglichkeit wird gestärkt.

Verhärtungen im Körper zeigen an, dass es nötig ist, unsere innere Beweglichkeit zu fördern. Im Gegensatz dazu weisen lockere Bänder darauf hin, dass Tatkraft, sicheres Auftreten und die eigene Entscheidung für die Richtung des inneren Weges zu stärken sind.

> *»Frage vor wichtigen Entscheidungen Dein Inneres und Gott, dann handle und frage wieder nach der Güte.«* G. Fontalba

Nr. 2 Calcium phosphoricum D 6, phosphorsaurer Kalk

Geistig-seelisch:	Aufrichtigkeit sich selbst, dem eigenen inneren Wesenskern gegenüber
Funktion:	Lebenssalz; Aufbau-, Stärkungs- und Entspannungsmittel; erwärmende Wirkung; Hauptbasenbildner

Hauptbedarf im Körper:	Knochen, Blut, Ei-/Samenzelle, Leber, Speicheldrüsen, Schilddrüse
Antlitzdiagnose:	– *wächsern:* wichtig ist die Intensität der Farbe, weniger die Ausdehnung im Gesicht. Wenn das Wächserne im ganzen Gesicht zu sehen ist, entsteht der Eindruck, dass es sehr stark ist.
	– pelzige weiße Zunge, durchscheinend weißlich belegt
	– süßlicher Geschmack

Körperlicher Wirkungsbereich

Calcium phosphoricum hat fünf Hauptfunktionen im Körper und verdient es in besonderem Maße, ein Lebenssalz genannt zu werden. Es ist in allen Knochenzellen vorhanden. Kinder im Wachstum haben einen erhöhten Bedarf, auch für Erwachsene ist es ein Mittel, das die Stärke, Dichte, Tragkraft und Festigkeit der Knochen zu erhalten oder wiederherzustellen hilft. Auch zum Aufbau des Zahnbeins und als Bindemittel des organischen Aufbaus von Eiweiß wird es gebraucht. Als blutbildendes Salz erfüllt es eine weitere wichtige Aufgabe: Rote wie weiße Blutkörperchen werden in den Knochen gebildet, deren Hauptbestandteil wiederum Calcium phosphoricum ist. Zudem wird es zur Bindung des Bluteiweißes benötigt. Es ist aber auch ein wichtiger Blutgerinnungsfaktor. Fehlen Calciumionen, ist der Ablauf der Blutgerinnung sehr stark verlangsamt und gestört.

Calcium phosphoricum ist das Hauptmittel bei lang anhaltenden Krämpfen. Es wirkt beruhigend und entspannend auf die Muskelfunktionen und auf den gesamten Organismus. Deshalb kann es auch bei Schlafstörungen angezeigt sein, vor allem wenn der Schlaf durch regelmäßiges Erwachen zwischen ein und zwei Uhr nachts unterbrochen wird. Dank seiner beruhigenden und entspannenden Wirkung dient es auch als Beruhigungsmittel für das Herz, besonders dann, wenn der Puls im Verhältnis zur körperlichen Leistung oder zur Körperwärme zu schnell ist (Herzflattern). Calcium phosphoricum hilft, Wärme zu bilden, und ist für alle wichtig, die viel Kälte im Körper empfinden.

Geistig-seelische Entsprechung
Das menschliche Skelett schafft die Voraussetzung für die aufrechte Haltung und den aufrechten Gang. Dies kann man auf das Geistig-Seelische übertragen sehen als Aufrichtigkeit in Verbindung mit Ehrlichkeit, sich selbst und anderen gegenüber, mit der Kraft, zu sich selbst zu stehen.

Calcium phosphoricum hilft uns, unsere Bestimmung in dieser Welt anzunehmen, und gibt uns die Kraft und die Fähigkeit, auf die innere Führung zu hören und zu vertrauen. Es stärkt die Verbindung mit der Erde und hilft uns zu inkarnieren.

Nr. 3 Ferrum phosphoricum D12, phosphorsaures Eisen

Geistig-seelisch:	Kraft, Ausdauer, sich schützen vor Überlastung und negativen Informationen
Funktion:	Bau- und Funktionsstoff, Infektabwehr, Erste-Hilfe-Mittel, erste Entzündungsphase
Hauptbedarf im Körper:	Muskelzellen, Blut, Gehirn, Leber, endokrine Drüsen Schilddrüse und Bauchspeicheldrüse, Darmwand, Darmzotten
Antlitzdiagnose:	– *Ferrum-Röte:* mit Hitze verbundene Röte auf Wangen, Ohren, und Stirn, immer zusammen mit erhöhter Hauttemperatur
	– *Ferrum-Schatten:* bläulich-schwärzliche Färbung an der Seite der Nasenwurzel
	– reine, glatte Zunge, hellrot

Körperlicher Wirkungsbereich
Ferrum phosphoricum ist ein wirkungsvolles Mittel bei Fieber bis 38,5 °C. Es wirkt vorbeugend bei allgemeiner Erkältungsneigung und bei jeglicher Entzündung. Ferrum phosphoricum ist das Mittel der ersten Entzündungsphase. Es wird gerne als Erste-Hilfe-Mittel eingesetzt, lindert Schmerzen und fördert den Heilprozess bei allen Verletzungen wie frischen Wunden, Schürfungen, Quetschungen, Stauchungen.

Ein Anzeichen für einen Bedarf an Ferrum phosphoricum ist, wenn sich der Schmerz bei Wärme und Bewegung verstärkt und bei Kälteeinwirkung eine Linderung eintritt.

Ferrum verbessert die Sauerstoffzufuhr der Muskeln, was zu einer erhöhten Leistungsfähigkeit führt und Muskelkater vorbeugt. Es wirkt regulierend sowohl bei Durchfall als auch bei Verstopfung. Da die Darmwand ein Muskel ist, führt fehlendes Ferrum phosphoricum zu unzureichender Peristaltik, und bei ungenügender Versorgung der Darmzotten kann Durchfall entstehen. Wenn bei sportlicher Betätigung oder anderen körperlichen Anstrengungen Gesichtsröte mit Wärme entsteht, weist das auf einen momentanen Ferrumbedarf hin.

Geistig-seelische Entsprechung
Da Ferrum phosphoricum ein wichtiges Mittel zur Infektabwehr darstellt, kann man sich auf das Geistig-Seelische übertragen fragen, ob die Ursache für Infekte auch in einer Unfähigkeit der seelischen Abwehr liegt, ob zu viel an negativen Informationen (z. B. Nachrichten) aufgenommen und diese innerlich nicht mehr verarbeitet werden können. Auch sich zu entrüsten und über andere zu schimpfen belastet letztlich das eigene Immunsystem.

Die Ursache eines Infekts ist meist in den vorangegangen Tagen zu finden und liegt kaum länger als drei Tage zurück.

Nr. 4 Kalium chloratum D6, Chlorkalium

Geistig-seelisch:	Horizonterweiterung, unsere nähere Umgebung als Spiegel annehmen
Funktion:	Drüsenmittel; zweite Entzündungsphase; Schleimhautmittel
Hauptbedarf im Körper:	vorwiegend in Gehirn, Nerven und Muskelzellen, rote Blutkörperchen, Bronchien
Antlitzdiagnose:	– *milchig-bläuliche oder milchig-rötliche Färbung* (am unteren Augenlidhof und auf dem Oberlid, der Oberlippe möglich, auch auf dem ganzen Gesicht) – *käsig:* quarkähnliche Färbung, tritt nur in Verbindung mit der wächsernen Färbung (siehe Nr. 2) auf – dick weiß belegte Zunge, kann geschwollen sein

Körperlicher Wirkungsbereich

Kalium chloratum ist in vielen Körperzellen nötig. Es unterstützt die Verarbeitung des Sauerstoffs innerhalb der Zelle und fördert dadurch die »Zellatmung« und den Zellstoffwechsel. Als Mittel der zweiten Entzündungsphase hilft es bei Schwellungen, die durch Entzündungen entstehen, und allen Entzündungen der verschiedenen Schleimhäute. Fehlt Kalium chloratum, um die normalen Zellfunktionen oder die Entzündungsverarbeitung zu unterstützen, führt das zu zäher Schleimbildung und zu Faserstoffausscheidung ins Blut. Faserstoff im Blut »verdickt« dieses, und die Regenerationsfähigkeit wird dadurch gemindert. Kalium chloratum hilft auch Nebenwirkungen von chemisch-pharmazeutischen Medikamenten (Impfstoffe, Narkosemittel, organische Medikamente) zu mildern.

Akuter Bedarf macht sich durch milchfarbige Zunge oder Schleimhäute bemerkbar.

Alkoholgenuss, zu häufiger Konsum von Milchprodukten und Strombelastung verbrauchen viel Kalium chloratum.

Geistig-seelische Entsprechung

»Ich habe die Nase voll von ...« Oft wird äußeren Umständen die Schuld am eigenen Unwohlsein gegeben; dadurch nimmt man sich die Möglichkeit, Situationen selbst zu verändern. Es wird erwartet, dass die anderen, das Wetter usw. sich ändern oder nach den eigenen Vorstellungen verhalten müssten. Oft wird eine Veränderung der eigenen Einstellung oder Sichtweise von vornherein ausgeschlossen, so dass sich die Situation auch nicht ändern kann.

Menschen mit deutlichem Kalium-chloratum-Bedarf erkennen sehr deutlich, was die anderen zu verändern hätten, können diese Erkenntnisfähigkeit jedoch kaum auf sich selbst übertragen. Es gilt daher, daran zu arbeiten, diese Sensibilität auch zur eigenen Veränderung oder Entwicklung einzusetzen. Die Bereiche, die an der Umgebung als störend wahrgenommen werden, sind dahingehend zu prüfen, welchen Anteil man selbst daran hat, das heißt also was ein Spiegel von einem selbst ist und welcher Anteil tatsächlich von den Mitmenschen oder den äußeren Umständen stammt.

Nr. 5 Kalium phosphoricum D6, phosphorsaures Kalium

Geistig-seelisch: zuversichtliches, aufbauendes Denken, Gedankenreinheit, Liebe zu sich selbst

Funktion: energiespendend, nervenstärkend, anregend, Antiseptikum

Hauptbedarf im Körper: Gehirn, Nerven, Blut, Muskeln

Antlitzdiagnose:
- *aschgraue Färbung unter den äußeren Augenwinkeln,* leerer, trauriger Augenausdruck, apathisch
- *eingefallene Schläfen:* weist auf verbrauchte Substanz an der Schläfenpartie und frühzeitigen Verbrauch von Hirnsäften hin
- Zunge wie mit Senf bestrichen, braun belegt, trocken
- übler Mundgeruch, fauliger Geschmack

Körperlicher Wirkungsbereich

Kalium phosphoricum wird verstärkt in den Gehirn- und Nervenzellen, im Blut und in den Muskelzellen benötigt. Dieser Mineralstoff ist insbesondere wichtig, um die Arbeitsfähigkeit unserer Gehirnzellen zu erhalten – jeder Gedanke verbraucht Kalium phosphoricum.

Kalium phosphoricum ist durch seine antiseptische Wirkung wesentlich daran beteiligt, dass Fäulnis- und Ermüdungsgifte nicht überhand nehmen, es schützt oder hält dadurch den Gewebezerfall auf. Natrium chloratum hingegen bewirkt den Neuaufbau. Diese beiden Mineralstoffe arbeiten oft Hand in Hand, daher empfiehlt es sich, sie bei entsprechenden Umständen im Wechsel zu geben.

Auch bei Fieber ist Kalium phosphoricum ein vorzügliches Mittel, wobei es normalerweise bei Fieber über 38,8 °C Achselhöhlentemperatur eingesetzt wird. Zeigen sich deliriumartige oder apathische Zustände, gibt man dieses Lebenssalz auch unter dieser Temperaturgrenze. Kalium phosphoricum wirkt dabei nicht »fiebersenkend«, sondern es verhindert, dass der Gewebezerfall weiter fortschreitet und sich die dadurch entstehenden Gifte weiterverbreiten. Deshalb wird es auch das Antiseptikum der Biochemie genannt.

Kalium phosphoricum besitzt noch ein weiteres Wirkungsspektrum: Es wird als Nervenmittel eingesetzt, z. B. bei Traurigkeit, Platzangst, nervösem Kopfschmerz, nervöser Überreiztheit, nach geistiger Überanstrengung, nervösen Ermüdungserscheinungen, nervöser Herzschwäche, Gedächtnisschwäche, nervöser Sehschwäche, nervöser Schlaflosigkeit. Außerdem dient es als Mittel bei Lähmungen aller Art, z. B. Muskellähmungen (Gesichtsmuskellähmung, Schließmuskellähmung) und allgemeiner Muskelschwäche (zusammen mit Nr. 3 Ferrum phosphoricum). Einzusetzen auch bei fauligen und brandigen Zuständen: stinkendem, fauligem Stuhlgang oder entsprechender Ausdünstung, stinkendem Schweiß (auch mit Silicea) sowie bei Mangel an Konzentrationsvermögen.

Geistig-seelische Entsprechung
Kalium phosphoricum ist das Energiemittel der Mineralstoffe nach Dr. Schüssler. Bei keinem anderen Mineralstoff werden so viele psychische Symptome aufgeführt wie bei diesem: Angst, Depression, Erschöpfung sind die Folge eines Mangels an Lebensfreude und Lebenskraft. Die antiseptische Wirkung weist auch darauf hin, dass bei einem Mangel daran zu arbeiten ist, die Verhaltensweisen zu ändern, die Lebenskraft und Lebensfreude zu stärken. Die Veränderung zu einer aufbauenden Lebenshaltung fängt bei den Gedanken an. Optimisten fördern durch ihre positive Grundhaltung die Lebenskräfte, die noch gesteigert werden können, indem wir die Liebe zu allen Wesen entwickeln. Viele haben sicherlich schon die Erfahrung gemacht, dass im Zustand des Verliebtseins fast unendlich viel Energie zur Verfügung steht. Die Liebe zu den Mitmenschen wie auch zu allen Wesen auf dieser Erde und zu der täglichen Arbeit beflügelt die Kräfte.

Nr. 6 Kalium sulfuricum D6, schwefelsaures Kalium

Geistig-seelisch:	Verzeihen, Loslassen dessen, was ich nicht mehr brauche
Funktion:	Sauerstoffverwertung in der Zelle; Hauptmittel für die Haut; chronische Entzündungen
Hauptbedarf im Körper:	Schleimhäute, Haut, Leber, Milz, Dick- und Dünndarm, Stoffwechsel, venöser Blutkreislauf

Antlitzdiagnose: – *Ockerfarbe* oft in A-Form von Nasenwurzel bis zum Kinn, hauptsächlich auf Wangen, Kinn und um die Augen sichtbar
– gelbschleimiger Zungenbelag,
– Geschmack fad

Körperlicher Wirkungsbereich

Kalium sulfuricum kommt in den Oberhautzellen, den Muskeln, in Leber und Milz vor. In der dritten Entzündungsphase, der Wiederherstellungs- und Ausleitungsphase, unterstützt dieses Mittel die Reinigung und Ausscheidung. Stoffwechselgifte, die bei einer Entzündung entstehen, werden aus dem Körper ausgeleitet. Dieser Entgiftungsprozess ist nur notwendig, wenn in der zweiten Phase nicht genügend Kalium chloratum Nr. 4 vorhanden gewesen ist und somit die Auslöser der Entzündung nicht neutralisiert werden konnten. Einen Bedarf erkennt man an der Abschuppung der Oberhaut, an Katarrhen mit gelblich-bräunlicher Absonderung, ockerfarbigem Zungenbelag, weiter bestehendem Muskelkater und chronischen Entzündungen. Fehlt Kalium sulfuricum, werden die Zellen nicht mit genügend Sauerstoff versorgt; daraus folgt, dass die Beschwerden sich an der frischen Luft verringern und in warmen, trockenen Räumen heftiger werden. Diese Tatsache begünstigt außerdem Muskelkater, schwere matte Glieder, Benommenheit und Unlustgefühle.

Durch das Vorhandensein von Schwefel (Sulfur) wird in den Oberhaut- und Leberzellen die Ausscheidung von Krankheitsstoffen über die Haut und Schleimhäute begünstigt und somit eine raschere Ausheilung ermöglicht.

Kaffee und Rauchen sind Kalium-sulfuricum-Räuber.

Geistig-seelische Entsprechungen

Chronische Entzündungen weisen auf eine immer wiederkehrende Situation hin. Analog zur entgiftenden Wirkung kann es darum gehen, Situationen zu bereinigen, die sich in der Vergangenheit als belastend erwiesen haben. Es geht darum, anderen und sich selbst gegenüber schwierige oder schmerzliche Erfahrungen nicht nachzutragen, sondern zu vergeben. Die im Volksmund gebräuchliche Redewendung »Was ist dir über die Leber gekrochen?« weist auf den Zusammenhang und die reinigende Funktion der Leber hin. Wird die Situation nicht bereinigt, kann es zu spannungsgeladenen Verhaltensweisen führen, deren Ursache oft nicht mehr erkannt wird.

Nr. 7 Magnesium phosphoricum D6, phosphorsaures Magnesium

Geistig-seelisch:	Gelassenheit, sich selbst erkennen
Funktion:	Antrieb, Anspannung
Hauptbedarf im Körper:	Gehirn, Rückenmark, Knochen, Zähne, Herz, Darm, Leber, Lunge, Milz, Bauchspeicheldrüse, Schilddrüse, Niere, Nerven und Muskelzellen
Antlitzdiagnose:	– *Magnesia-Röte:* zarte Röte, vorwiegend bei Nase, aber auch ganzes Gesicht; Verlegenheitsröte weist auf einen momentanen Bedarf hin – reine Zunge

Körperlicher Wirkungsbereich

Magnesium findet sich in den Nerven-, Muskel- und Blutzellen, im Gehirn und im Rückenmark, in den Knochen und Zähnen. Es ist das Mittel für alle rhythmischen Funktionen im Organismus, wie Herz- und Atemrhythmus, Darmperistaltik usw. Es hilft bei allen blitzartigen, stechenden, den Ort wechselnden Schmerzen und bei Schmerzen, die durch Wärme oder Druck vermindert werden.

Magnesium phosphoricum ist das Hauptmittel der Schüssler-Salze für das vegetative Nervensystem. Wird die Übermittlung der regulierenden Nervensignale durch fehlendes Magnesium beeinträchtigt, kann dies Waden- und Schreibkrämpfe, Kopfschmerzen, Migräne, Nierenkolik, Gallenkolik, Blasenkrampf, Herzrhythmusstörungen, Zittern, nervöses Hautjucken verursachen.

Unterstützend wirkt es auch beim Geburtsvorgang. Dazu ist es empfehlenswert, 25 Pastillen Magnesium phosphoricum in heißem Wasser aufzulösen und schluckweise zu trinken. Das potenzierte Magnesium phosphoricum der Schüssler-Mineralstoffe unterstützt den natürlichen Wehenrhythmus im Gegensatz zu herkömmlichem Magnesium, das die Wehen vermindert, den Wehenvorgang also eher hemmt.

Eine Besonderheit bei diesem Mineralstoff ist, dass seine Aufnahme und Wirksamkeit in heißem Wasser stark erhöht wird. Heißes Wasser bindet Ammoniak im Darm, bringt diesen zur Ausscheidung und wirkt damit Blähungen entgegen. Wird Magnesium phosphoricum gelutscht oder in kaltem Wasser eingenommen, führt es die Verdauungsgase aus und steht dem vegetativen Nervensystem nicht mehr zur Verfügung.

Kaffeegenuss und Schokolade verbrauchen viel Magnesium phosphoricum.

Geistig-seelische Entsprechung

Das vegetative System regelt die unwillkürliche Tätigkeit des Organismus. Bei Magnesiumbedarf scheint vieles nicht mehr richtig zu funktionieren, was vorher »automatisch« ablief. Magnesium phosphoricum ist nötig, damit das Vegetativum die Bewegungen der Seele in Körperfunktionen umsetzen kann. Fehlt Magnesium, entsteht Spannung und dadurch Stress. Stress, ob bewusst oder unbewusst, erfordert viel Magnesium zur Verarbeitung der vielen Impulse und Eindrücke. Stress entsteht vielfach, wenn sich der Mensch Forderungen ausgesetzt sieht, die er meint nicht bewältigen zu können. In Situationen von Stress, Verlegenheit, Scham oder starken Gefühlsbewegungen ist der Magnesiumbedarf am größten. Diese Situationen führen zu Nervosität, wenn der Mensch nicht ganz in seiner Mitte ist. Magnesium unterstützt darin, sich Gelassenheit zu erarbeiten, aus der Mitte heraus zu agieren, damit nicht ständig auf Impulse von außen reagiert werden muss.

Nr. 8 Natrium chloratum D6, Kochsalz, Chlornatrium

Geistig-seelisch:	Fließen lassen, Klarheit und verantwortungsvoller Umgang mit den eigenen Lebenskräften
Funktion:	Regulation der Körperflüssigkeiten
Hauptbedarf im Körper:	alle Zellen, Knorpelgewebe, Magen und Nieren
Antlitzdiagnose:	– *Gelatineglanz:* wässriger Glanz, vor allem auf den Augenlidern
	– *gedunsen*

- erweiterte Poren, mit größerer Öffnung schmieriger Lidrand, 1–2 mm breit auf dem unteren Augenlid, mit schleimiger Beschaffenheit
- Zunge mit weiß-schleimiger Schicht belegt oder ohne Belag
- kleinblasiger Speichelschleim an den Rändern

Körperlicher Wirkungsbereich

Natrium chloratum kommt in sämtlichen Körperflüssigkeiten und Geweben vor. Es lenkt den gesamten Wasserhaushalt des Organismus und ermöglicht den Transport von Nährstoffen in die Zelle. Wasser ist für die physiologischen Funktionen unumgänglich, weil der Mensch zu 60 Prozent aus Wasser besteht.

Natrium chloratum ist nötig für die Zellneubildung. Es wirkt regulierend auf den Kochsalzbedarf in den Zellen. Die Ursache für Kochsalzbedarf kann aus einem zu hohen Salzkonsum resultieren. Dieser scheinbare Widerspruch ergibt sich daraus, dass eine zu hohe Konzentration an Kochsalz in der Zwischenzellflüssigkeit dazu führt, dass die Zelle sich schützen muss und dann weder Salz noch Wasser aufnehmen kann. Kochsalz ist jedoch für die Zellerneuerung notwendig, und der Körper entwickelt ein großes Verlangen danach. Durch die Einnahme von Natrium chloratum in potenzierter Form kann sich der Geschmack wieder normalisieren.

Bei Verbrennungen ist es wichtig, dem Körper Natrium chloratum zuzuführen, um eine rasche Heilung zu gewährleisten. Außerdem dient es der Stärkung und Erneuerung der Knorpel in den Gelenken; knackende Gelenkgeräusche weisen auf einen Bedarf in den Gelenken hin. Ein Mangel wirkt sich auch auf die Schleimhäute negativ aus: Fließschnupfen und Geschmacksverlust können die Folgen sein.

Metallische und anorganische Gifte können mit genügend Natrium chloratum besser ausgeschieden werden. Anzeichen für einen Bedarf ist die Verschlimmerung der Symptome gegen Mittag und ihr Abklingen am Abend.

Geistig-seelische Entsprechung

Wasser ist in allen Bereichen des Erdendaseins ein Lebenselixier, so lange es fließen kann und nicht übermäßig mit Abfallstoffen belastet wird; so verhält es sich auch in unserem Inneren. Halten wir unser psychisches Gefäß von Schlacken frei, ernähren uns die Kräfte aus der Quelle, die uns jederzeit immer wieder zufließen. Ist unser inneres Gefäß voll von Schmutz (negative Nachrichten, negative Empfindungen, destruktive Tendenzen), können wir die erneuernde Kraft nicht mehr im vollen Ausmaß erfahren.

Immer wieder ist die Natur ein Spiegel des menschlichen Verhaltens. Wasser ist unmittelbar bei der Quelle und auch noch ein Stück davon entfernt frisch und belebend, wir können davon trinken und uns erfrischen; anders das Seewasser, das meist nicht mehr bekömmlich ist, weil es schon belastet ist. Verfolgen wir die Qualität des Wassers in seinem Lauf weiter, lässt sich feststellen, dass die meisten großen Wasserströme, bevor sie in die Ozeane gelangen, sehr stark mit Giften belastet sind. Auch beim Menschen werden die frischen Kräfte und Energien, die ihm aus seiner inneren Quelle ständig zufließen, durch seine negativen Gedanken und Gefühle belastet, so dass sie nicht mehr stärkend und erfrischend wirken, weder auf die betreffende Person selbst noch auf ihre Umgebung. So wie wir gerne aus einem klaren, sauberen Brunnen Wasser entnehmen, stärkt, nährt und erfrischt uns die Ausstrahlung eines Menschen mit einem reinen seelischen Gefäß.

Nr. 9 Natrium phosphoricum D6, phosphorsaures Natrium

Geistig-seelisch:	Gleichgewicht
Funktion:	Entsäuerung, Fettstoffwechsel
Hauptbedarf im Körper:	Blutkörperchen, Muskel-, Nerven- und Gehirnzellen, Zellflüssigkeit
Antlitzdiagnose:	– *Fettglanz:* stumpf-fettiger Glanz, meist auf Nase, Stirn und Kinn
	– *Mitesser:* kleine schwarze Poren an Nase, Stirn und Kinn (Ablagerungen von harnsaurem Fett)
	– goldgelb schimmernder Zungenbelag, besonders an der Zungenwurzel
	– Geschmack sauer oder bitter

Körperlicher Wirkungsbereich

Natrium phosphoricum wirkt blutreinigend und sorgt für die Entsäuerung des Blutes. Der Mineralstoff wird gebraucht, um Kohlenhydrate in Wasser und Kohlensäure zu zerlegen. In diese beiden Stoffe sollten alle Säuren in unserem Organismus zerlegt werden, damit sie ausgeschieden werden können. In vielen Fällen ist aber der Organismus dieser Aufgabe nicht gewachsen, weil zu viel an säurehaltigen oder säurebildenden Nahrungsmitteln aufgenommen werden und nicht genügend Natrium phosphoricum zum Abbau der Säure zur Verfügung steht. Frühe Anzeichen für eine Übersäuerung sind, wenn die Augen »reagieren«, z. B. mit Sehstörungen wie Mückensehen oder stark wechselndem Sehvermögen, aber auch Sodbrennen und unreine oder fettige Haut. Vielfach wird durch starkes Schwitzen die überschüssige Säure über die Haut ausgeschieden, die Folge davon ist eine sauer riechende Ausdünstung oder auch Hautausschläge. Kann die Säure zu wenig ausgeschieden werden, führt dies zu einem Körpermilieu, in dem sich krankmachende Bakterien und Viren entwickeln können, was oft Infektionen zur Folge hat. Ist der Körper längere Zeit übersäuert, entstehen Rheumatismus, Gicht, Arthrose. Fehlt das nötige Lebenssalz, um die Säure abzubauen, verbindet sich diese oft mit Calcium, was zu Steinbildung und kristallinen Ablagerungen in den Gelenken und im Gewebe führen kann. Fehlt Natrium phosphoricum in den Nervenfasern, können sich Rheumatismus- und Neuralgieschmerzen ergeben.

Wer zu Übersäuerung neigt, sollte seine Ernährungsweise überprüfen und für einige Zeit möglichst auf Süßigkeiten, Fleisch, Ei, Käse, Fisch, Fette aller Art, Kaffee und Alkohol verzichten oder diese Produkte stark reduzieren. Auch Stress ist ein starker Säureproduzent. Übersäuerte Menschen sollten auch auf genügend lange Erholungsphasen achten.

Geistig-seelische Entsprechung

Geht es bei Natrium phosphoricum auf der körperlichen Ebene um das Gleichgewicht von Säure und Base, lässt sich auf der geistig-seelischen Ebene eine Parallele zu den beiden inneren Grundkräften im Menschen, der weiblichen und der männlichen Kraft, herstellen. Jeder Mensch, ob Mann oder Frau, hat beide Kräfte und Eigenschaften in sich, die weibliche, lebensbehütende, Leben ausgestaltende Wasser- oder Mondenkraft und die männliche, Impulse setzende, Evolution anregende Feuer- oder Sonnenkraft. In unserer Gesellschafts- und Wirtschaftsstruktur wird im Allgemeinen die männliche Energie zu stark beansprucht, währenddem das Weibliche zu stark unterdrückt wird. Da die männliche Kraft mehr mit der Säure verbunden ist, entsteht bei den meisten Menschen auch das Verlangen nach säureüberschüssiger Nahrung und als Folge davon eine Übersäuerung des Körpers.

Wird eine der beiden Kräfte einseitig zu stark beansprucht oder zurückgehalten, führt das zu Aggression (»saurem Verhalten«) gegenüber anderen oder sich selbst. Beides sind schöpferische Lebenskräfte und Energien, die uns vital und gesund erhalten können, wenn sie in einem dynamischen Gleichgewicht sind.

Nr. 10 Natrium sulfuricum D6, schwefelsaures Natrium

Geistig-seelisch:	Prinzipien und Dogmen loslassen
Funktion:	wichtigstes Ausscheidungsmittel, Entschlackung, Abtransport von Giften
Hauptbedarf im Körper:	Körpersäfte, Leber, Galle
Antlitzdiagnose:	– *grünlich-gelbe, schwefelgelbe Färbung*, an Stirn, Schläfen, Wangen
	– *bläulich-violette Röte* vorwiegend auf der Nase (Schnapsnase) und den Wangen, ausnahmsweise im ganzen Gesicht
	– grünlicher, gelblich-grünlicher Zungenbelag
	– bitterer, seifiger oder schwefeliger Geschmack, brennend wie Pfeffer

Körperlicher Wirkungsbereich

Natrium sulfuricum ist hauptsächlich in den Körpersäften zu finden und reguliert diese gemeinsam mit Natrium chloratum. Beide Mineralstoffe haben eine wasseranziehende Wirkung. Natrium chloratum ist vor allem für die Wasseraufnahme in den Körper zuständig, Natrium sulfuricum unterstützt in erster Linie die Wasserausscheidung und Entschlackung. Die Aufgabe von Natrium sulfuricum ist, das überflüssige Wasser zur Ausscheidung zu bringen. Deshalb ist es bei Wasseransammlungen (Ödemen) einzusetzen. Oft versucht der Organismus, Gifte, die er im Augenblick nicht ausscheiden kann, in einer wässrigen Lösung zu neutralisieren und einzulagern. Durch Einnahme von Natrium sulfuricum wird es dem Körper ermöglicht, diese Einlagerungen aufzulösen und das angesammelte Wasser auszuscheiden. Auch auf die Ausscheidung über den Darm hat Natrium sulfuricum einen Einfluss, weshalb es unter den Mineralstoffen das wichtigste Ausscheidungsmittel darstellt. Offene Beine weisen zum Beispiel darauf hin, dass der Organismus mit der Ausscheidung der Schlacken nicht mehr zurechtkommt und deshalb eine Notöffnung sucht, um diese loszuwerden. Dabei wirkt Natrium sulfuricum unterstützend; gleichzeitig sind auch die Leber- und Nierenfunktion zu stärken.

Auch Schüttelfrost kann als Folge eines erhöhten Bedarfs an Natrium sulfuricum entstehen. Wird das Wasser zu wenig ausgeleitet, kann es auch das Blut »verwässern«; der Organismus reagiert mit einem »Gewaltakt«, um mit Hilfe des Schweißes das überschüssige Wasser loszuwerden. Versäumt man es, dem Körper Natrium sulfuricum zuzuführen, kann es zu wiederholtem Auftreten von Schüttelfrost im 48-Stunden-Rhythmus kommen.

Natrium sulfuricum hilft auch, Alkohol abzubauen, der in Form von Getränken eingenommen wird oder durch ungenügend gekaute Rohkost entsteht. Es unterstützt die Blasen- und Nierentätigkeit, Darm, Leber und Bauchspeicheldrüse. Es kann bei Verstopfung, grünlich-gelbem Durchfall, Nierengrieß und Rheuma unterstützend eingesetzt werden.

Geistig-seelische Entsprechung

Dieses Ausscheidungsmittel weist auf das Loslassen hin – loslassen dessen, was überflüssig ist. Das, was inzwischen überflüssig geworden ist, wurde zu einem früheren Zeitpunkt als stärkend und nährend aufgenommen. So können die besten Gedanken und Erkenntnisse in kurzer Zeit »überflüssig« werden, weil sie durch die Entwicklung oder neue Erkenntnisse abgelöst werden. Werden Erkenntnisse festgehalten, so dass keine weiteren Veränderungen möglich sind, entstehen daraus belastende Prinzipien und Dogmen. Vielfach werden solche Prinzipien in Redewendungen versteckt wie: Man tut das einfach so, es hat sich schon immer so bewährt, das haben wir noch nie so gemacht.

Nr. 11 Silicea D12, Kieselsäure

Geistig-seelisch:	Kommunikation
Funktion:	Festigkeit, stärkt und reinigt das Bindegewebe, Nervenmittel
Hauptbedarf im Körper:	alle Zellen, somit alle Gewebe und Organe, Bindegewebe, Nerven, Haare und Nägel, Oberhaut
Antlitzdiagnose:	– *Glasur-Glanz:* polierter Glanz, der Poren und Hautbeschaffenheit nicht mehr erkennen lässt (wie Glatze), oft auf der Nasenspitze, auf dem Nasenrücken, der Stirn, aber auch im ganzen Gesicht möglich
	– *ausgeprägte Lidhöhlen*
	– Falte oder tiefe Grube über dem Auge, wenn der Blick nach oben gerichtet ist
	– bräunlich-schleimiger Zungenbelag, Haargefühl auf der Zunge oder der Zungenspitze

Körperlicher Wirkungsbereich

Silicea findet sich verstärkt im Bindegewebe, in der Oberhaut und in den Nerven, Haaren, Knochen und Nägeln. Da es sich um ein Zellorganisationsmittel handelt, kann ein Siliceamangel zu vorzeitigem Altern, zur Verschlechterung des Gesundheitszustandes und zu allgemeiner Überempfindlichkeit führen. Es wird gerne als Schönheits- und Verjüngungsmittel der Biochemie bezeichnet, da es die Festigkeit des Bindegewebes und seine Spannkraft erhöht. Dies führt zu einer straffenden Wirkung, es wirkt Falten und brüchigen Nägeln entgegen und stärkt die Haarstruktur. Sind im Körper Säureverbindungen und Schlacken abgelagert, wird viel Silicea benötigt, um diese zu lösen. Ist nicht genügend Silicea vorhanden, kommt es zu Symptomen in den entsprechenden Körperbereichen. Kann der Siliceabedarf über längere Zeit nicht gedeckt werden, lagert sich die Säure teilweise in den Nervenbahnen ab, was eine Hemmung der Leitfähigkeit in den Nerven zur Folge hat. Anzeichen dafür sind Licht- und Geräuschempfindlichkeit sowie zuckende Bewegungen beim Einschlafen.

Silicea reguliert die Schweißabsonderung beziehungsweise die Ausscheidung über die Haut; bei stark stinkendem Schweiß wirkt es, innerlich und äußerlich angewandt, lösend. Harnsäureablagerungen machen sich in Form von Gichtknochen und schmerzhaftem Knirschen in Finger- und Zehengelenken bemerkbar, auch da kann Silicea, richtig angewandt, Linderung bringen. Silicea ist hilfreich bei Haarausfall, allgemeiner Gewebeschwäche, Arterienverkalkung, brüchigen Nägeln, Blutergüssen, Furunkeln, Eiterungen und rascher Erschöpfung. Eiter kann sich nur bilden, wenn eine Übersäuerung vorliegt.

Geistig-seelische Entsprechung
Silizium ist wie in der Computertechnik auch im menschlichen Körper ein wichtiges Kommunikations- oder Organisationsmittel. Silicea steht auch im Mineralbereich für klare Strukturen, Offenheit und Abgrenzung. Der Bergkristall zeigt uns diese Eigenschaften mit aller Deutlichkeit. Daher ist es eine Aufgabe und zugleich eine Gabe für Menschen mit Siliceabedarf, an der klaren Abgrenzung zu arbeiten, ohne sich jedoch zu verschließen, den Austausch über das Schöne, Gute und Aufbauende zu verstärken, dem Belastenden im Austausch mit den Mitmenschen weniger Raum zu geben. Der Bergkristall ist ein treffendes Beispiel für eine klare Abgrenzung, bei der die Offenheit erhalten bleibt. Genauso gilt es, das lichtvoll Strahlende an die Mitmenschen weiterzugeben und sich gegenüber dem Jammer und den belastenden negativen Informationen abzugrenzen.

Nr. 12 Calcium sulfuricum D6, Gips

Geistig-seelisch:	Schutz, Reinigung, richtiger Umgang mit den schöpferischen Kräften
Funktion:	Reinigung und Schutz der Schleimhäute, Erhalten der Membranspannung der Zellen
Hauptbedarf im Körper:	Leber, Galle, Herz, Gehirn, Milz, Muskeln, Knorpel, Eierstöcke, Hoden; besonders auf Schleimhäute reinigende Wirkung

| Antlitzdiagnose: | – *gelblich-gräulich-wächserne Färbung* im ganzen Gesicht, schmutzig grau wie ein Vorhang vor dem Gesicht, Alterspigmente |
| | – Zunge hinten mit einer Schicht wie aus halbtrockenem Lehm belegt, Wundheitsgefühl |

Körperlicher Wirkungsbereich

Calcium sulfuricum hat vor allem eine reinigende und schützende Wirkung. Besonders in Organen wie dem Magen, Gallen- und Harnblase, Darm, aber auch Lungen und Bronchien, Nase, Mund und Atemwegen schützt Calcium sulfuricum die Schleimhäute vor der Einwirkung von Säuren und ätzenden Mitteln. Darüber hinaus unterstützt es auch den Aufbau von Knorpelsubstanz.

Calcium sulfuricum kommt gemeinsam mit Silicea als Mineralstoff bei sämtlichen eitrigen Prozessen zur Anwendung, allerdings – und das ist sehr wichtig – darf es erst eingesetzt werden, wenn die Eiterung sich zu lösen beginnt. Im Stoffwechselbereich hat es eine anregende Wirkung, und es fördert auch die Blutgerinnung. Durch Calcium sulfuricum werden die Membranen der Ei- und der Samenzelle gestärkt, es unterstützt die Membranspannung und trägt so unter anderem auch zur Empfängnis- und Zeugungsfähigkeit bei. Weitere Anwendungsgebiete von Calcium sulfuricum sind: Reinigung und Aufbau von Binde- und Stützgewebe, Augenbindehautentzündungen, Entzündung aller Schleimhäute mit Eiterungen, Magenschleimhautveränderungen, Magengeschwür, auch bei Eiterbildung im Bereich der Geschlechtsorgane.

Geistig-seelische Entsprechung

Calcium sulfuricum hilft durch die schützende und reinigende Wirkung im Bereich der Geschlechtsorgane die Zeugungskraft zu erhalten. Es geht um den richtigen Umgang mit den stärksten schöpferischen Kräften, die dem Menschen eigen sind, darum, sie anzunehmen und zuzulassen, sie jedoch nicht im Übermaß auszuleben, da diese Kräfte auch den ganzen Leib stärken und erhalten, indem sie ihn immer wieder neu zeugen. Diese Kräfte und Energien erhalten und erneuern nicht nur den Körper, sondern fördern auch die innere Entwicklung und Entfaltung, so dass der Mensch in seine Aufgabe als Schöpferwesen hineinwachsen kann. Dieser Prozess kann nur stattfinden, wenn diese Kräfte als schön und menschenwürdig betrachtet werden, wenn die schöpferischen Energien im Körper aufsteigen können und so der liebende Austausch auch zwischen zwei Menschen diesem hohen Ziel dient und nicht so sehr nur in der Sexualität ausgelebt wird.

Auch bei den Organen geht es darum Kräfte zu gewinnen, zum Beispiel aus der Nahrung, die im Magen zur Aufnahme vorbereitet wird – Kraft zu erwerben, die unseren Leib erhält. Bei den Augen gilt es, aus dem, was wir in der Natur und am Menschen beobachten und wahrnehmen, Erkenntnis über die Gesetze der Schöpfung zu gewinnen.

So könnten für jedes Organ ähnliche Betrachtungen angestellt werden – vielleicht möchten Sie sich selbst noch weitere Gedanken darüber machen.

Die Ergänzungsmittel
Biochemische Funktionsmittel ohne antlitzdiagnostische Merkmale

Nr. 13 Kalium arsenicosum Hautbeschwerden, Gelenke, Schwächezustände

Nr. 14 Kalium bromatum Drüsenstörungen (Schilddrüse), Beruhigungsmittel bei Erregungszuständen, Sehstörungen (nervös), Schlaflosigkeit, Schleimhautreizung

Nr. 15 Kalium jodatum Schilddrüsenstörung, bei erhöhtem Blutdruck, Verkalkung, rheumatische Gelenkschwellungen

Nr. 16 Lithium chloratum Chronische Gelenkversteifung, Katarrhe und Entzündungen der ableitenden Harnwege

Nr. 17 Manganum sulfuricum in Verbindung mit Ferrum phosphoricum bei Blutarmut, Ermüdungszuständen, Zirkulationsstörungen, Nervenschwäche

Nr. 18 Calcium sulfuratum bei Erschöpfungszuständen mit Gewichtsverlust trotz Heißhunger

Nr. 19 Cuprum arsenicosum Ischias, Magen-Darm-Beschwerden, Muskelkrämpfe

Nr. 20 Kalium aluminium sulfuricum Erschöpfung, Blähungskoliken

Nr. 21 Zincum chloratum Schlaflosigkeit, Reizzustände des Nervensystems, Nervenschwäche

Nr. 22 Calcium carbonicum	chronische Schleimhautkatarrhe der Luftwege, Augen und Ohren, Lymphknotenschwellungen, Kindermittel
Nr. 23 Natrium bicarbonicum	bei Harnsäureüberladung des Blutes und der Gewebe, trägem Stoffwechsel mit ungenügender Entschlackung
Nr. 24 Arsenum jodatum	Heuschnupfen, nässende Ekzeme, Akne, Asthma
Nr. 25 Aurum chloratum natronatum	für die weiblichen Organe, Rheumatismus
Nr. 26 Selenium amorphum	stärkt Immunsystem, bei Schwäche nach Krankheiten

Nr. 13 Kalium arsenicosum D6, Kaliumarsenit

Dieser Mineralstoff kommt hauptsächlich in den keratinhaltigen Geweben, in Haut, Gehirn, Nerven, in der Leber, der quergestreiften Muskulatur und den Zeugungsorganen vor.

Kaliumarsenit beeinflusst die biochemischen Vorgänge der Aufnahme oder Abgabe von Sauerstoff (Oxidation und Reduktion).

Bei Abmagerung, Auszehrung, Asthma, Bleichsucht, wässrigem Durchfall, Epilepsie, Hautausschlägen und chronischen Hautleiden mit starkem Juckreiz, Knochenschmerzen, Lymphdrüsenerkrankungen, Mandelentzündung, Neuralgien, Rheumatismus, Schwächezuständen.

Es kann eingesetzt werden, wenn sich die Zustände in den Abendstunden und nach Mitternacht verschlimmern und mit innerer Unruhe und Angst verbunden sind, bei brennenden Schmerzen, die durch trockene Wärme gemildert werden können, auch bei Verschlimmerung der Gelenkschmerzen bei Wetterwechsel. Es kann zum Einsatz kommen, wenn der Juckreiz durch Wärme, beim Gehen, beim Ausziehen der Kleider verschlimmert wird.

Nr. 14 Kalium bromatum D6, Kaliumbromid

Dieser Mineralstoff kommt hauptsächlich in den Nebennieren, der Schilddrüse, der Leber, dem Knochenmark und den Hoden vor.

Bei Kehlkopfkatarrh, Gehirn-, Rückenmark- und Nervenstörungen, Epilepsie, Krupp, Mumps und asthmatischen Beschwerden. Wenn mit den herkömmlichen Schüssler-Mineralstoffen keine merkliche Besserung erreicht wurde, kann mit Kalium bromatum eine gute Veränderung in Richtung Genesung erfolgen. Bei Drüsenstörungen, bei Kropfleiden, Überfunktion der Schilddrüse und Basedow wird Kalium bromatum im Wechsel mit Kalium jodatum eingesetzt. Bei nervösen Sehstörungen, Schleimhautreizung; als Beruhigungsmittel bei Erregungszuständen, bei Einschlafstörungen und Schlaflosigkeit, vor allem auch bei Kindern (2–3 Tabletten vor dem Schlafengehen). Weitere Einsatzmöglichkeiten: bei trockenem, ermüdendem nächtlichem Husten; bei Akne, Pusteln auf Brust, Schultern und im Gesicht, bei Schuppenflechte; bei Taubheitsgefühl am Kopf und im Rachen; bei nervösen Zuckungen der Muskeln, der Finger wirkt Kalium bromatum unterstützend. Auch übertriebene Libido bei Frauen, zystische Tumore der Eierstöcke, Müdigkeit des Gehirns können mit Kalium bromatum günstig beeinflusst werden.

Nr. 15 Kalium jodatum D6, Kaliumjodid

Dieser Mineralstoff ist in den meisten Körperzellen enthalten, besonders im Kolloid der Schilddrüse, der Leber, der Nieren, des Magens, in der Haut, in Haaren und Nägeln, in der Prostata, den Nebennieren, der Milz, den Lymphdrüsen, der Bauchspeicheldrüse, der Gebärmutter, den Sehnen, im Dünndarm und im Fettgewebe. Wird die Schilddrüse operativ entfernt, verkümmern alle diese Organgebilde. Das zeigt, dass die Schilddrüse für den Jodgehalt von ausschlaggebender Bedeutung ist.

Kalium jodatum wirkt hypotonisch, setzt die Konzentration des Blutserums herab, steigert den Appetit, reguliert die Verdauung und unterstützt die Tätigkeit des Gehirns.

Kalium jodatum kann eingesetzt werden bei Schilddrüsenstörungen: bei Überfunktion (Basedow) mit beschleunigtem Herzschlag, Unruhe, erhöhtem Blutdruck und bei Unterfunktion, bei niedrigem Blutdruck, Herzschwäche, Schwachsinn, Kretinismus, ebenso bei Verkalkung, rheumatischen Gelenkschwellungen, Kopfschmerzen, bei dicken (gelb)grünen, oft übelriechenden Absonderungen aus Nase, Bronchien, Augen, Ohren, Gebärmutter oder aus Geschwüren. Bei Schnupfen, der sich im Freien verstärkt, ständigem Niesen, wässriger Nasenabsonderung, die wund macht und brennt; wenn die Stirnhöhlen beteiligt sind, mit Stirnkopfschmerz, Schmerzen in den Augen und den Wangenknochen. Bei vergrösserten Tonsillen, schmerzhafter Halsentzündung, Knötchen im Rachen; Trockenheitsgefühl und nächtlichem Schmerz an der Zungenwurzel (Erleichterung der Beschwerden durch warme Getränke, obwohl Lust auf kalte Getränke und Speisen besteht).

Seelische Symptome, bei denen Kalium jodatum angezeigt ist: Reizbarkeit, Härte, Strenge, Traurigkeit, Weinerlichkeit, Ruhelosigkeit, Nervosität, die zu ständiger Bewegung veranlasst. Besserung der Symptome bei Bewegung in frischer Luft, jedoch sofortige Verschlechterung bei der Rückkehr ins Haus.

Nr. 16 Lithium chloratum D6, Lithiumchlorid

Dieser Mineralstoff wird benötigt zur Steigerung der Quellkraft und der Vermehrung der organischen Eiweißkolloide des Zellgewebes, zur Zellneubildung.

Er ist daher angezeigt bei Abmagerung, Auszehrung, bei chronischer Gelenkversteifung, rheumatischen und gichtartigen Beschwerden, Gewebezerfall, Gewebeschrumpfung, bei Katarrhen und Entzündungen der Nieren, der Blase und der ableitenden Harnwege. Er wird auch eingesetzt bei manisch-depressiven Zuständen.

Nr. 17 Manganum sulfuricum D6, Mangansulfat

Mangan ist ein der Eisengruppe ähnliches Element, das in der Natur sehr häufig vorkommt, jedoch nicht gediegen, sondern in eigenen Erzen oder in Erzen anderer Metalle, besonders dem Eisenerz.

Mangan findet sich in den Knochen und im Blut als ständiger Begleiter des Eisens. Als Manganum sulfuricum vermittelt es die Bindung des Sauerstoffs und die Bildung des roten Blutfarbstoffs durch das phosphorsaure Eisen. Es findet sich auch in Leber, Galle, Haut und in den Organen der Atemwege.

Manganum sulfuricum kann eingesetzt werden in Verbindung mit Ferrum phosphoricum bei Blutarmut, Ermüdungszuständen, Kreislaufstörungen, Nervenschwäche, auch bei rheumatischen Beschwerden und bei Zahnschmerzen.

Nr. 18 Calcium sulfuratum D6, Kalziumsulfid, Schwefelleber

Calcium sulfuratum wirkt dämpfend bei übersteigerten Verbrennungsvorgängen. Es hilft, die mit der Nahrung aufgenommenen Fremdstoffe zu körpereigenen Substanzen umzuwandeln, den Glykogenspeicher in der Leber und in der Muskulatur zu stärken.

Dieser Mineralstoff wird bei Erschöpfungszuständen mit Gewichtsverlust trotz Heißhunger eingesetzt, außerdem bei Übersäuerung durch übersteigerte Verbrennungsvorgänge.

Nr. 19 Cuprum arsenicosum D6, Kupferarsenit

Cuprum arsenicosum wird zur Umstimmung bei krampfartigen Zuständen eingesetzt. Es ist hilfreich bei Neuralgien, Ischias, Magen-Darm-Beschwerden und Muskelkrämpfen. Bei mangelnder Nierentätigkeit, auch während der Schwangerschaft; manchmal feuchtem, kaltem Schweiß; bei Karbunkeln wirkt es unterstützend.

Einen Hinweis auf einen Bedarf an Cuprum arsenicosum gibt uns die Zunge, wenn sie dick, schmutzig-braun, weiß belegt ist, verbunden mit trockenem Mund und metallischem Geschmack. Der Harn hat oft einen knoblauchartigen Geruch. Bei Verschlimmerung der Symptome nach Mitternacht und Besserung durch Aufstehen und Stehen.

Nr. 20 Kalium aluminium sulfuricum D6, Alaun

Kalium aluminium sulfuricum wirkt in erster Linie auf Organe mit glatter Muskulatur, indem es z. B. den Muskeltonus reguliert. Daher hilft es auch dem Magen-Darm-Trakt. Bei Schwindelgefühl, Erschöpfungs- und Blähkoliken sowie bei Überreizung des Nervensystems kann dieses Mittel hilfreich sein. Auch bei Altersjucken der Haut und bei Blasenschwäche kann es zum Einsatz kommen.

Nr. 21 Zincum chloratum D6, Zinkchlorid

Zincum chloratum ist ein wichtiger Bestandteil der Zellen, es kommt in vielen Enzymen und Gewebesäften vor, ist wichtig für das Zellwachstum und für den Zellstoffwechsel. Es wirkt besonders auf das Gehirn und das Rückenmark.

Bei nervlich bedingter Schlaflosigkeit, Reizzuständen des Nervensystems, Nervenschwäche; auch bei Hirnreizung und Krämpfen wird es mit Erfolg angewendet. Es kann unterstützend bei Altersdiabetes eingesetzt werden.

Nr. 22 Calcium carbonicum D6, Kalziumkarbonat

Calcium carbonicum wirkt vor allem auf das vegetative System, es reguliert den Säure-Basen-Haushalt und gleicht den Kalkhaushalt aus. Es hilft bei geistigen oder körperlichen Erschöpfungszuständen, bei Überarbeitung und bei Abszessen in den tiefen Muskeln. Es kann eingesetzt werden bei chronischen Schleimhautkatarrhen der Luftwege, Augen und Ohren, bei Lymphknotenschwellungen und Drüsenverhärtungen. Es ist ein wichtiges Kindermittel.

Menschen, die Calcium carbonicum brauchen, geraten leicht außer Atem, dadurch ist der Blutkreislauf des Gehirns gestört, was häufig zu Schwindelanfällen führt.

Weitere Merkmale, die mit einem Bedarf an Calcium carbonicum in Verbindung stehen:

– reissender Kopfschmerz oberhalb der Augen, zur Nase hin, mit einem Gefühl, als würde ein Keil in den Kopf getrieben; Linderung durch heiße Anwendungen und Liegen im Dunkeln, Verschlimmerung durch Tageslicht, Geräusche, Sprechen und Bewegen. Der Kopfschmerz nimmt tagsüber immer mehr zu, bis es abends oft zu Übelkeit und Erbrechen kommt, zuweilen alle 14 oder alle 8 Tage auftretende Migräne. Die Schmerzen sind stechend, pulsierend, als wollte der Kopf zerspringen, manchmal besteht ein Gefühl der Kälte im Kopf, als ob der Kopf taub oder aus Holz wäre.

– Augen: Jede kleine Erkältung schlägt auf die Augen, es kommt zu Bläschen- und zu Geschwürbildung auf der Hornhaut; lichtscheue Menschen mit Kopf- und Augenschmerzen bei der geringsten Anstrengung.

– Gesicht: fahl, bleich, wassersüchtig, Ausschlag im Gesicht und an den Lippen, Lippen rissig, blutig, Mund wund, schmerzhafte Schwellung der Ohrspeichel- und Unterkieferdrüsen.

– Ohren: dicker, gelber Ausfluss nach Erkältungen oder Kopfschmerz bei Entzündung, Schwerhörigkeit, Mittelohreiterung.

– Nase: lästiger, langwieriger, hartnäckiger Katarrh mit dickem gelbem Ausfluss, große Krusten in der Nase (schwärzliche, blutige Stücke), Mundatmung nachts, Nasenpolypen, stinkender Geruch in der Nase, auch mit übelriechender gelber Absonderung, Erkältung bei jedem Wetterwechsel.

– Mund: anhaltend saurer Mundgeschmack, blutendes Zahnfleisch, schwieriges und verzögertes Zahnen, Zahnschmerzen ausgelöst durch Luftzug, Heißes oder Kaltes, stinkender Mundgeruch.

– Halsleiden, die häufig wiederkehren; dicker, gelber Schleim auf Tonsillen und im Nasen-Rachen-Raum; alles ist geschwollen und rot, aber nur fleckenweise; starker Schluckschmerz und ein trockenes, würgendes Gefühl, Schwellung der Mandeln.

– Verdauungstrakt: Magentätigkeit verlangsamt, saures Erbrechen, Appetitmangel, Verstopfung (Stuhl hart, hell, weiß, gelblich). Calcium carbonicum heilt Darmverstimmung, so dass sich keine Würmer mehr halten können; im gesunden Verdauungskanal gedeihen keine Würmer. Verlangen nach Eiern, Salz und Süßigkeiten; häufiges saures Aufstoßen, lautes Aufstoßen, Appetitverlust bei Überarbeitung, Magenkrämpfe.

– Frauen: reichlicher, dicker, scharfer Weißfluss mit Jucken, Schmerzen und Brennen, Polypen in der Scheide.

– Schwangerschaftsbeschwerden: große Erschlaffung und Schwäche, drohende Fehlgeburt, Schwäche nach Entbindung, Erschöpfung und Schweißausbrüche, Schwäche durch Stillen.

– Atmungsorgane: Schleimrasseln in Luftröhre und Bronchien, Kitzelhusten, Husten, reichlicher Auswurf von dickem, gelbem Schleim oder Eiter.

– Füße: sind kaum zu erwärmen; spätes Laufenlernen, Plumpheit, Unbeholfenheit, Steifigkeit, kalte Füße im Bett.

– Skelett: verstärkte Krümmung der Brustwirbelsäule, Nacken steif und unbeweglich.

Nr. 23 Natrium bicarbonicum D6, Natriumbikarbonat, Natron

Natron aktiviert den Stoffwechsel, besonders die Ausscheidung von harnpflichtigen Stoffen. Es ist daher angezeigt bei Harnsäureüberladung des Blutes und der Gewebe, allgemein bei trägem Stoffwechsel mit ungenügender Entschlackung. Dies ist bei Störungen im Zucker-, Fett- und Eiweißhaushalt nötig. Es dient der Bindung von Kohlendioxid, das bei allen Verbrennungsvorgängen im Körper entsteht.

Nr. 24 Arsenum jodatum D6, Arsentrijodid

Arsenum jodatum wirkt vorwiegend auf die serösen Häute der Lunge, der Lymphdrüsen und der Haut. Es kann bei allergischen Reaktionen der Atemwege und der Haut zum Einsatz kommen. Es unterstützt die Bauchspeicheldrüse, vor allem bei chronischer Entzündung und mangelhafter Tätigkeit.

Folgende Symptome geben Hinweise auf einen Bedarf an Arsenum jodatum: Abmagerung bei Kindern, Afterjucken, Akne, Ameisenlaufen, Aphten, Asthma, gerötete Augen, Auszehrung, Bindehautentzündung, Drüsenschwellung und -verhärtung, nässende Ekzeme, bei Frauen bei Neigung zu Schwäche und Ohnmachtsanfällen, äußere Hämorrhoiden, Heuschnupfen, Hitzewallungen, Lupus, Mittelohrentzündung, stechende, reissende Ohrschmerzen, sehr häufiger Schluckauf, lähmende, kneifende, pressende, stechende und reißende Schmerzen, Sodbrennen, sehr wechselhafte Stimmungen, Symptome überwiegend in rechter Körperhälfte, Taubheitsgefühl in Händen und Füßen (als seien sie eingeschlafen), Zerschlagenheitsgefühl im ganzen Körper.

Nr. 25 Aurum chloratum natronatum D6, Aurum

Dieser Mineralstoff hat eine deutliche Wirkung vor allem auf die weiblichen Organe. Er gilt als hervorragendes Mittel bei Gebärmuttertumoren, verhärteter Scheidenschleimhaut, Neigung zu Geschwürbildung des Gebärmutterhalses und in der Scheide. Wenn die Gebärmutter das ganze Becken ausfüllt oder sie zu starken Verhärtungen neigt, ist Aurum angezeigt, ebenso wenn die Eierstöcke zu Verhärtungen neigen.

Weitere Symptome, bei denen Aurum unterstützend wirkt: Arteriosklerose, chronischer Rheumatismus, Herzklopfen junger Mädchen, hoher Blutdruck infolge nervlicher Funktionsstörungen, Kälte im Unterleib, Leberzirrhose, Nierenentzündung, Schwellungen der Hoden, Weißfluss mit krampfhafter Kontraktion der Scheide.

Kontraindikation: Schwangerschaft und Stillzeit!

Nr. 26 Selenium amorphum D6, Selen

Selen ist ein Bestandteil der Zähne und der Knochen und ein wichtiges Mittel für das Immunsystem. Es gehört in die Reihe der Antioxidantien wie Vitamin A, B, C, D, E, Karotinoide und Zink. Selen ist ein wichtiges Mittel bei der Amalgamausleitung. In potenzierter Form sind jedoch zu wenig Selenmoleküle vorhanden, um das Amalgam binden und ausführen zu können. Deshalb ergibt sich nur eine genügende Wirkung, wenn das Mittel in unpotenzierter Form eingenommen wird. Eine deutliche Wirkung zeigt Selen auf das Urogenitalsystem, vor allem bei älteren Männern.

Symptome, bei denen Selenium amorphum unterstützend wirkt: große Schwäche, die bei Hitze stärker wird, Haarausfall, Heiserkeit, morgendliches Räuspern mit Abhusten von durchsichtigen Schleimklumpen, wenn nach dem Essen der Pulsschlag überall fühlbar ist, besonders im Bauch, bei Prostata-Entzündung, verbunden mit sexuellem Unvermögen, Schwäche nach Krankheiten, Spannungsgefühl der Kopfhaut, Verlangen nach Cognac oder anderen starken Alkoholika.

Wir setzen in unserer Praxis in fast allen Fällen ausschließlich die ersten zwölf Mineralstoffe von Dr. Schüssler ein. Nur in Ausnahmefällen greifen wir zu den Ergänzungsmitteln, die wir in geringer Dosis in Tablettenform verabreichen.

Nachschlageteil
Die Beschwerden und Symptome von A bis Z

Der folgende Nachschlageteil soll Ihnen helfen, das richtige Mittel zu finden; er ersetzt in keiner Weise eine fachliche Beratung oder Betreuung, vor allem, wenn die selbst gewählten Mittel nicht zum erwünschten Erfolg führen. Es ist auch möglich, dass die vorgegebenen Empfehlungen individuell angepasst werden müssen. Dazu eignet sich die Antlitzdiagnostik sehr gut.

Dosierung und Einnahme
Die folgenden Angaben zur Dosierung gelten für Jugendliche ab 12 Jahren und für Erwachsene. Für Kinder von 6 bis 12 Jahren empfehlen wir ⅔ der angegebenen Dosierung, Kinder unter 6 Jahren nehmen etwa die Hälfte.

Die effektivste Aufnahme der Mineralstoffe wird erreicht, wenn die Tabletten einzeln über den Tag verteilt gelutscht werden. Sollte eine andere Einnahmeart sinnvoller sein, sind entsprechende Hinweise angeführt.

Magnesium phosphoricum D6 Nr. 7 sollte, wenn immer möglich, in kurz gekochtem, noch heißem Wasser eingenommen werden, da es so dem vegetativen Nervensystem besser zur Verfügung steht (deshalb spricht man zuweilen auch von der »heißen Sieben«). Die Dosierung ist je nach Symptom oder Bedarf unterschiedlich.

Dauer der Einnahme
Vorbeugend ist es günstig, eine Kur über 3 Monate durchzuführen. Bei *chronischen* Beschwerden kann eine sehr lange Einnahme nötig sein, manchmal über mehrere Jahre. Im *Akutfall* die Einnahme nach dem Abklingen der Symptome noch 2 bis 3 Tage fortsetzen.

Kombination mehrerer Mittel
Werden die Mineralstoffe *vorbeugend* oder bei *chronischen* Beschwerden eingesetzt, ist es günstig, die Mittel einzeln über den Tag verteilt einzunehmen. Die Cremen können gemischt aufgetragen werden. Erscheint das Lutschen der Tabletten zu aufwendig, können diese auch in Wasser aufgelöst werden, allerdings ist dann die 1½-fache Dosierung nötig. Ebenfalls über den Tag verteilt einnehmen.

Bei *akuten* Beschwerden können die verschiedenen angegebenen Mittel im gleichen Wasser aufgelöst werden; der Drink wird je nach Intensität der Beschwerden alle 10 Minuten bis alle 2 Stunden wiederholt. Auch die äußeren Anwendungen können in diesem Rhythmus wiederholt werden.

Sind verschiedene Beschwerden gleichzeitig vorhanden, wird die stärkste zuerst behandelt. Meist lösen sich dabei ebenfalls einige der leichteren Beschwerden.

Abszess
- vorbeugend: täglich 6 Tabletten Natrium phosphoricum D6 Nr. 9.
- bei akutem Symptom: täglich je 8 Tabletten Natrium phosphoricum D6 Nr. 9, Silicea D12 Nr. 11 und Calcium sulfuricum D6 Nr. 12. Mehrmals pro Tag mit Siliceacreme Nr. 11 eincremen.
- bei pochenden Schmerzen: zusätzlich täglich 8 Tabletten Ferrum phosphoricum D12 Nr. 3.

Achselschweiß
2-mal täglich mit Siliceacreme Nr. 11 die Achselhöhlen eincremen. Genügend Flüssigkeit trinken und säurebildende Nahrungsmittel meiden.

After
- bei Einrissen: je 6 Tabletten Calcium fluoratum D12 Nr. 1 und Ferrum phosphoricum D12 Nr. 3. Mit Calcium-fluoratum-Creme Nr. 1 und Ferrum-phosphoricum-Creme Nr. 3 eincremen.
- bei wundem After: mit Natrium-chloratum-Creme Nr. 8 und Natrium-phosphoricum-Creme Nr. 9 eincremen.
- bei Afterjucken: mit Kalium-sulfuricum-Creme Nr. 6 und Natrium-phosphoricum-Creme Nr. 9 eincremen. Täglich 8 Tabletten Kalium sulfuricum D6 Nr. 6.

Akne
- vorbeugend: täglich 6 Tabletten Natrium phosphoricum D6 Nr. 9. Hautpflege mit der Spezialcreme für die Reinheit der Haut.
- akut: täglich je 8 Tabletten Ferrum phosphoricum D12 Nr. 3, Natrium phosphoricum D6 Nr. 9 und Silicea D12 Nr. 11. Hautpflege mit der Spezialcreme für die Reinheit der Haut.

Wichtig: Süßigkeiten möglichst meiden und tierisches Eiweiß reduzieren, genügend Flüssigkeit trinken.

Allergien
Benötigen eine fachliche Abklärung.
- Um das Immunsystem zu stärken bzw. zu entlasten: täglich je 6 Tabletten Ferrum phosphoricum D12 Nr. 3, Natrium phosphoricum D6 Nr. 9 und Natrium sulfuricum D6 Nr. 10.
- Sind die Schleimhäute betroffen, zusätzlich Natrium chloratum D6 Nr. 8. Mehrmals täglich die betroffenen Bereiche mit Calcium-sulfuricum-Creme Nr. 12 eincremen.

Angina
- vorbeugend: täglich 6 Tabletten Ferrum phosphoricum D12 Nr. 3, Natrium phosphoricum D6 Nr. 9.
- akut: 6-mal täglich je 12 Tabletten Ferrum phosphoricum D12 Nr. 3, Kalium chloratum D6 Nr. 4 und Natrium phosphoricum D6 Nr. 9 als Drink.
- eitrig: täglich 12 Tabletten Silicea D12 Nr. 11 lutschen oder mit in den Drink geben.

Den Hals mit Ferrum-phosphoricum-Creme Nr. 3, Kalium-chloratum-Creme Nr. 4 und Siliceacreme Nr. 11 oft eincremen.

Angina pectoris
Täglich je 8 Tabletten Ferrum phosphoricum D12 Nr. 3, Magnesium phosphoricum D6 Nr. 7 und Natrium sulfuricum D6 Nr. 10 in heißem Wasser vor den Mahlzeiten.
- bei geschwächtem Herzen täglich 5 Tabletten Kalium phosphoricum D6 Nr. 5.

Aphten
- vorbeugend: täglich je 6 Tabletten Ferrum phosphoricum D12 Nr. 3 und Kalium chloratum D6 Nr. 4.
- wenn die Aphten nach Stress auftreten: 3-mal täglich 10 Tabletten Magnesium phosphoricum D6 Nr. 7 in heißem Wasser.
- bei Nahrungsmittelunverträglichkeit: täglich je 6 Tabletten Natrium chloratum D6 Nr. 8 und Natrium sulfuricum D6 Nr. 10.

Arterienverkalkung

- vorbeugend: täglich je 6 Tabletten Calcium fluoratum D12 Nr. 1, Calcium phosphoricum D6 Nr. 2 und Natrium phosphoricum D6 Nr. 9.
- akut: täglich je 10 Tabletten Calcium fluoratum D12 Nr. 1, Natrium phosphoricum D6 Nr. 9 und Silicea D12 Nr. 11.

Arthritis

Täglich je 8 Tabletten Ferrum phosphoricum D12 Nr. 3, Kalium chloratum D6 Nr. 4 und Natrium phosphoricum D6 Nr. 9. Die schmerzenden Bereiche mehrmals täglich mit der Gelenk- und Muskelcreme eincremen. 2-mal wöchentlich ein Vollbad mit dem Hausbadesalz.
Wichtig: auf säurearme Ernährung achten, genügend Flüssigkeit trinken.

Arthrose

- vorbeugend: täglich je 6 Tabletten Calcium phosphoricum D6 Nr. 2 und Natrium phosphoricum D6 Nr. 9.
- akut: täglich je 8 Tabletten Calcium fluoratum D12 Nr. 1, Calcium phosphoricum D6 Nr. 2, Natrium chloratum D6 Nr. 8 und Silicea D12 Nr. 11. Schmerzende Bereiche mehrmals täglich mit der Gelenk- und Muskelcreme einreiben, auf genügend Bewegung und Flüssigkeitsaufnahme achten.

Ausleitung

Täglich je 8 Tabletten Kalium sulfuricum D6 Nr. 6, Natrium chloratum D6 Nr. 8 und Natrium sulfuricum D6 Nr. 10. Genügend Flüssigkeit einnehmen. Bäder und Einläufe können die Ausleitung stark unterstützen.

- von Giftstoffen, Medikamenten: täglich je 8 Tabletten Kalium chloratum D6 Nr. 4, Natrium chloratum D6 Nr. 8 und Natrium sulfuricum D6 Nr. 10.
- von Fremdkörpern: täglich je 10 Tabletten Natrium sulfuricum D6 Nr. 10 und Silicea D12 Nr. 11.

Bänder

- zur Stärkung: 2-mal täglich Calcium-fluoratum-Creme Nr. 1 und Siliceacreme Nr. 11 leicht einmassieren.

- bei Schmerzen: täglich je 8 Tabletten Calcium fluoratum D12 Nr. 1, Ferrum phosphoricum D12 Nr. 3 und Natrium phosphoricum D6 Nr. 9. Mit Calcium-fluoratum-Creme Nr. 1 und Ferrum phosphoricum-Creme Nr. 3 leicht einreiben.

Bauchspeicheldrüse siehe Pankreas

Beine
- offen: täglich je 8 Tabletten Kalium chloratum D6 Nr. 4, Natrium phosphoricum D6 Nr. 9 und Natrium sulfuricum D6 Nr. 10. Mit Natrium-sulfuricum-Creme Nr. 10 die Wundränder oft eincremen. Fußbäder mit Hausbadesalz 3-mal wöchentlich.
- schwach: täglich je 6 Tabletten Ferrum phosphoricum D12 Nr. 3, Kalium phosphoricum D6 Nr. 5 und Natrium chloratum D6 Nr. 8 oder 3-mal täglich 1 Teelöffel Energiepulvermischung als Drink. Die Beine
2-mal täglich mit Ferrum-phosphoricum-Creme Nr. 3 und Kalium-phosphoricum-Creme Nr. 5 einreiben.
- schwer: täglich 6 Tabletten Kalium sulfuricum D6 Nr. 6. Die Beine mit Kalium-sulfuricum-Creme Nr. 6 einmassieren.
- Zucken im Schlaf: vor dem Schlafen 6 Tabletten Silicea D12 Nr. 11 und die Beine mit Siliceacreme Nr. 11 einmassieren.

Beschwerden
- abends zunehmend: je 10 Tabletten Kalium sulfuricum D6 Nr. 6 und Silicea D12 Nr. 11 als Drink vor dem Abendessen.
- bei Neu- und Vollmond: täglich 3-mal je 8 Tabletten Magnesium phosphoricum D6 Nr. 7 und Silicea D12 Nr. 11 in heißem Wasser.
- durch feuchtkühles Wetter: täglich je 10 Tabletten Natrium chloratum D6 Nr. 8 und Natrium sulfuricum D6 Nr. 10.
- durch geistige Anstrengung: je nach Belastung täglich je 8–15 Tabletten Kalium phosphoricum D6 Nr. 5 und Natrium chloratum D6 Nr. 8.
- durch Kälte, Nässe verstärkt: täglich 8 Tabletten Natrium chloratum D6 Nr. 8. Die schmerzenden Bereiche mit der entsprechenden Creme behandeln.

- durch Kälte abnehmend: täglich 12 Tabletten Ferrum phosphoricum D12 Nr. 3. Die schmerzenden Bereiche mit der entsprechenden Creme behandeln.
- durch Mattigkeit: täglich 8–12 Tabletten Natrium phosphoricum D6 Nr. 9. Die schmerzenden Bereiche auch mit der entsprechenden Creme behandeln.
- durch plötzliche Anfälle: 15 Tabletten Natrium sulfuricum D6 Nr. 10 als Drink. Die entsprechende Creme auftragen.
- durch Witterungswechsel: täglich 3-mal je 8 Tabletten Calcium phosphoricum D6 Nr. 2, Kalium phosphoricum D6 Nr. 5 und Magnesium phosphoricum D6 Nr. 7 in heißem Wasser.
- in trockener Luft verringert: täglich 8–12 Tabletten Natrium chloratum D6 Nr. 8.
- linke Körperseite: täglich 8 Tabletten Natrium sulfuricum D6 Nr. 10.
- mittags stärker, abends weniger: täglich 12 Tabletten Natrium chloratum D6 Nr. 8. Auch die entsprechende Creme anwenden. Genügend Flüssigkeit trinken.
- morgens verstärkt: täglich je 10 Tabletten Kalium phosphoricum D6 Nr. 5 und Natrium chloratum D6 Nr. 8. Die entsprechenden Cremen anwenden.
- nach Schwitzen verringert: täglich 10 Tabletten Natrium chloratum D6 Nr. 8.
- oft periodisch: täglich 8 Tabletten Natrium sulfuricum D6 Nr. 10. Den Nierenbereich regelmäßig mit der entsprechenden Creme eincremen.
- rheumatisch, schlimmer in Bewegung: täglich 12 Tabletten Silicea D12 Nr. 11. Mit Gelenk- und Muskelcreme einreiben. Auf säurearme Ernährung und genügend Flüssigkeitseinnahme achten.

Bettnässen

Täglich vor dem Schlafengehen je 5 Tabletten Ferrum phosphoricum D12 Nr. 3 und Natrium sulfuricum D6 Nr. 10. Natrium-sulfuricum-Creme Nr. 10 und Saint John's Shield Oil (Johanniskrautblütenessenzenöl) auf Nieren- und Blasenbereich sowie auf der Oberschenkelinnenseite leicht einreiben.
Abklären, ob das Bett auf geopathischen Störstrahlungen steht.

Besenreiser

Täglich je 6 Tabletten Calcium fluoratum D12 Nr. 1, Natrium phosphoricum D6 Nr. 9, Natrium sulfuricum D6 Nr. 10 und Silicea D12 Nr. 11. Die betoffenen Bereiche mit der Spezialcreme für die Reinheit der Haut pflegen.

Bindegewebe

- zur Stärkung und Pflege: 2-mal täglich mit Rosenpflegecreme leicht eincremen.
- bei Schwäche, Erschlaffung: täglich je 6 Tabletten Calcium fluoratum D12 Nr. 1 und Silicea D12 Nr. 11. Mit Rosenpflegecreme einmassieren.

Blähungen

Täglich 3-mal je 6 Tabletten Ferrum phosphoricum D12 Nr. 3, Magnesium phosphoricum D6 Nr. 7, Natrium phosphoricum D6 Nr. 9 und Natrium sulfuricum D6 Nr. 10 als heißen Drink. Auf säurearme und möglichst zuckerfreie Ernährung achten, sehr gut kauen.

- kolikartig: stündlich 10 Tabletten Magnesium phosphoricum D6 Nr. 7 in heißem Wasser.

Blasen

nach Verbrennungen: oft mit Natrium-chloratum-Creme Nr. 8 eincremen.

Blase (Harnblase)

- Reizblase: täglich je 6 Tabletten Ferrum phosphoricum D12 Nr. 3 und Natrium sulfuricum D6 Nr. 10, zusätzlich täglich 3-mal 8 Tabletten Magnesium phosphoricum D6 Nr. 7 in heißem Wasser. Den Blasenbereich mit Natrium-sulfuricum-Creme Nr. 10 eincremen.
- Blasenschwäche: täglich je 6 Tabletten Ferrum phosphoricum D12 Nr. 3, Kalium phosphoricum D6 Nr. 5 und Natrium sulfuricum D6 Nr. 10.
- Entzündung: täglich 5-mal je 10 Tabletten Ferrum phosphoricum D12 Nr. 3, Kalium chloratum D6 Nr. 4, Natrium phosphoricum D6 Nr. 9 und Natrium sulfuricum D6 Nr. 10 als Drink. Genügend warmes Wasser trinken. Den Blasenbereich mit Natrium-sulfuricum-Creme Nr. 10 eincremen. Auf säurearme Nahrung achten.

Blutbildung

Täglich je 6 Tabletten Calcium phosphoricum D6 Nr. 2, Ferrum phosphoricum D12 Nr. 3, Natrium chloratum D6 Nr. 8 und Manganum sulfuricum D6 Nr. 17.

Blutdruck

- erhöht: täglich je 8 Tabletten Calcium fluoratum D12 Nr. 1, Calcium phosphoricum D6 Nr. 2 und Natrium phosphoricum D6 Nr. 9 sowie täglich 3-mal 12 Tabletten Magnesium phosphoricum D6 Nr. 7 in heißem Wasser.
- niedrig: täglich 6 Tabletten Kalium phosphoricum D6 Nr. 5 und täglich 3-mal 8 Tabletten Magnesium phosphoricum D6 Nr. 7 in heißem Wasser.

Bluterguss

Täglich je 8 Tabletten Calcium fluoratum D12 Nr. 1, Ferrum phosphoricum D12 Nr. 3 und Silicea D12 Nr. 11. Den Bluterguss mit Siliceacreme Nr. 11 eincremen.

Blutreinigung

Täglich je 6 Tabletten Kalium chloratum D6 Nr. 4, Natrium phosphoricum D6 Nr. 9, Natrium sulfuricum D6 Nr. 10 und Silicea D12 Nr. 11.

Brechdurchfall

Stündlich 8 Tabletten Natrium sulfuricum D6 Nr. 10 in warmem Wasser aufgelöst. Den Bauch mit der entsprechenden Creme eincremen.

Brust

- Brusterschlaffung: täglich 8 Tabletten Calcium fluoratum D12 Nr. 1. 2-mal täglich mit der entsprechenden Creme eincremen.
- Brustknoten: täglich je 8 Tabletten Calcium fluoratum D12 Nr. 1, Natrium phosphoricum D6 Nr. 9 und Silicea D12 Nr. 11. Die Brust 2-mal täglich mit Calcium-fluoratum-Creme Nr. 1 und Siliceacreme Nr. 11 eincremen.
- Verhärtung: mehrmals täglich mit Calcium-fluoratum-Creme Nr. 1 eincremen.

Brustdrüsen

- Entzündung beim Stillen: täglich je 12 Tabletten Ferrum phosphoricum D12 Nr. 3, Kalium chloratum D6 Nr. 4 und Natrium phosphoricum D6 Nr. 9. Mehrmals täglich die Brust mit Ferrum-phosphoricum-Creme Nr. 3 und Mugwort-Blütenöl pflegen. Die Mineralstoffe in einem Quarkumschlag auflegen.
- Eiterung: täglich je 12 Tabletten Natrium phosphoricum D6 Nr. 9, Silicea D12 Nr. 11 und Calcium sulfuricum D6 Nr. 12. Regelmäßig mit Siliceacreme Nr. 11 eincremen.

Brustwarzen

- rissig: Calcium-fluoratum-Creme Nr. 1 auftragen.
- wund: mit Ferrum-phosphoricum-Creme Nr. 3, Natrium-chloratum-Creme Nr. 8 und Saint John's Shield Oil pflegen.

Cellulite (Orangenhaut)

Täglich je 10 Tabletten Calcium fluoratum D12 Nr. 1, Natrium phosphoricum D6 Nr. 9, Natrium sulfuricum D6 Nr. 10 und Silicea D12 Nr. 11. Die betroffenen Bereiche mit der Spezialcreme für die Reinheit der Haut massieren.

Darm

- Darmkolik: halbstündlich 15 Tabletten Magnesium phosphoricum D6 Nr. 7 in heißem Wasser.
- Darmträgheit (Verstopfung): täglich je 8 Tabletten Ferrum phosphoricum D12 Nr. 3 und Natrium sulfuricum D6 Nr. 10 sowie 3-mal täglich 12 Tabletten Magnesium phosphoricum D6 Nr. 7 in heißem Wasser. Genügend Flüssigkeit trinken und auf ballaststoffreiche Nahrung achten.

Durchfall

Wichtig: Auf genügende Flüssigkeitsaufnahme achten!
Stündlich je 8 Tabletten Ferrum phosphoricum D12 Nr. 3 und Natrium chloratum D6 Nr. 8 in warmem Wasser. Eventuell damit auch Einläufe machen.

- durch Übersäuerung: stündlich 12 Tabletten Natrium phosphoricum D6 Nr. 9 in warmem Wasser.

- grünlichgelb: stündlich 12 Tabletten Natrium sulfuricum D6 Nr. 10 in warmem Wasser.
- mit akutem Bauchschmerz: halbstündlich 10 Tabletten Magnesium phosphoricum D6 Nr. 7 in heißem Wasser.

Eiterung

- vorbeugend: täglich 6 Tabletten Natrium phosphoricum D6 Nr. 9.
- lösend: stündlich 10 Tabletten Silicea D12 Nr. 11 in warmem Wasser. Mit Siliceacreme Nr. 11 eincremen.
- chronisch: täglich 3-mal je 8 Tabletten Silicea D12 Nr. 11 und Calcium sulfuricum D6 Nr. 12 in warmem Wasser. Mit Siliceacreme Nr. 11 und Calcium-sulfuricum-Creme Nr. 12 eincremen.

Ekzeme

Täglich je 8 Tabletten Kalium sulfuricum D6 Nr. 6, Natrium phosphoricum D6 Nr. 9 und Silicea D12 Nr. 11. Spezialcreme für die Reinheit der Haut, Waschungen und Bäder mit dem Hausbadesalz.

Energiemangel

Täglich je 8 Tabletten Ferrum phosphoricum D12 Nr. 3, Kalium phosphoricum D6 Nr. 5 und Natrium chloratum D6 Nr. 8 oder 4-mal täglich 1 Teelöffel Energiepulvermischung in warmem Wasser. Hilfreich sind auch Fußbäder in der Energieschale.

Entzündung

- beginnend: täglich 15 Tabletten Ferrum phosphoricum D12 Nr. 3 und Natrium phosphoricum D6 Nr. 9 oder stündlich je 8 Tabletten davon in warmem Wasser. Ausleitende Bäder. Auf säurearme Ernährung achten.
- chronisch: täglich je 8 Tabletten Kalium sulfuricum D6 Nr. 6, Calcium sulfuricum D6 Nr. 12 und Natrium bicarbonicum D6 Nr. 23. Ferrum-phosphoricum-Creme Nr. 3 und Kalium-sulfuricum-Creme Nr. 6 einreiben.
- mit Schwellung: täglich 15 Tabletten Kalium chloratum D6 Nr. 4. Kalium-chloratum-Creme Nr. 4 auftragen.

Erbrechen

- bewährte Mischung: je 10 Tabletten Calcium phosphoricum D6 Nr. 2, Kalium chloratum D6 Nr. 4 und Natrium sulfuricum D6 Nr. 10 in warmem Wasser in kleinen Schlucken einnehmen.
- saurer Flüssigkeit: täglich 15 Tabletten Natrium phosphoricum D6 Nr. 9.
- von Galle: stündlich je 8 Tabletten Ferrum phosphoricum D12 Nr. 3, Magnesium phosphoricum D6 Nr. 7 und Natrium sulfuricum D6 Nr. 10 in heißem Wasser. Den Bauch, vor allem rechten Oberbauch, mit Natrium-sulfuricum-Creme Nr. 10 eincremen.

Erektionsschwierigkeiten

Täglich 8 Tabletten Natrium chloratum D6 Nr. 8. Auch die entsprechende Creme anwenden.

Erkältung

Täglich 5-mal je 10 Tabletten Ferrum phosphoricum D12 Nr. 3, Kalium chloratum D6 Nr. 4 und Natrium sulfuricum D6 Nr. 10 als Drink. Ausleitbäder und Einläufe.

- Vorbeugung: täglich 6 Tabletten Ferrum phosphoricum D12 Nr. 3.

Ermüdung

Täglich 4 Teelöffel Energiepulvermischung als Drink.

- durch Sauerstoffmangel: täglich je 7 Tabletten Ferrum phosphoricum D12 Nr. 3 und Kalium sulfuricum D6 Nr. 6.
- Mattheit durch Übersäuerung: täglich 12 Tabletten Natrium phosphoricum D6 Nr. 9.
- mentale Ermüdung: täglich 8 Tabletten Kalium phosphoricum D6 Nr. 5 tagsüber einnehmen (aufgrund der anregenden Wirkung nur bis 17 Uhr).

Erschöpfung

Täglich 4 Teelöffel Energiepulvermischung als Drink.

- mit innerer Unruhe: täglich 3-mal je 8 Tabletten Ferrum phosphoricum D12 Nr. 3, Kalium phosphoricum D6 Nr. 5, Natrium chloratum D6 Nr. 8 und Magnesium phosphoricum D6 Nr. 7 in heißem Wasser.

Faltenbildung

2-mal täglich Calcium-fluoratum-Creme Nr. 1, Siliceacreme Nr. 11 oder Rosenpflegecreme einmassieren.

Fieber

- bis 38,5 °C: 5-mal täglich 12 Tabletten Ferrum phosphoricum D12 Nr. 3 in warmem Wasser. Kleinkinder mehrmals täglich mit Ferrum-phosphoricum-Creme Nr. 3 eincremen. Einläufe mit warmem Wasser, eventuell 5 Tabletten Ferrum phosphoricum darin aufgelöst.
- über 38,5 °C: stündlich 10 Tabletten Kalium phosphoricum D6 Nr. 5 in warmem Wasser. Kleinkinder oft mit Kalium-phosphoricum-Creme eincremen. Einläufe mit warmem Wasser, eventuell 5 Tabletten Kalium phosphoricum oder 1 Teelöffel Pulver darin aufgelöst, und entlastende Bäder.
- mit Schüttelfrost: stündlich je 12 Tabletten Ferrum phosphoricum D12 Nr. 3, Natrium chloratum D6 Nr. 8 und Natrium sulfuricum D6 Nr. 10 in warmem Wasser.

Fieberblasen (Herpes)

- durch Stress: täglich 3-mal 15 Tabletten Magnesium phosphoricum D6 Nr. 7 in heißem Wasser. Die entsprechende Creme auftragen.
- durch Nahrungsmittel: täglich 12 Tabletten Natrium chloratum D6 Nr. 8 und Natrium sulfuricum D6 Nr. 10. Prunella-Mineralstoffcreme auftragen.

Fingernägel

brüchig, splitternd: Nagelbett 2-mal täglich mit Calcium-fluoratum-Creme Nr. 1 und Siliceacreme Nr. 11 eincremen.

Furunkel

Täglich 3-mal je 8 Tabletten Kalium chloratum D6 Nr. 4, Natrium phosphoricum D6 Nr. 9, Silicea D12 Nr. 11 und Calcium sulfuricum D6 Nr. 12 in warmem Wasser. Siliceacreme Nr. 11 auftragen. Auf säurearme Ernährung achten. Bei starker Furunkulose Fachperson beiziehen.

Füße

- feuchtkalt: Natrium-chloratum-Creme Nr. 8.
- kalt: täglich je 8 Tabletten Calcium phosphoricum D6 Nr. 2, Ferrum phosphoricum D12 Nr. 3 und Natrium chloratum D6 Nr. 8. Die entsprechenden Cremen einmassieren, Fußwechselduschen, Wassertreten.
- wund gelaufen: Ferrum-phosphoricum-Creme Nr. 3 und Natrium-chloratum-Creme Nr. 8.
- Fußschweiß: Natrium-phosphoricum-Creme Nr. 9 und Siliceacreme Nr. 11. Fußbäder mit Hausbade- oder Himalajasalz.
- Fußsohlen brennend: Calcium-sulfuricum-Creme Nr. 12. Fußbäder mit Hausbade- oder Himalajasalz.
- Fußsohlen stark juckend: Kalium-sulfuricum-Creme Nr. 6. Fußbäder mit Hausbade- oder Himalajasalz.

Gallenfluss

vermehrt oder vermindert: täglich 6 Tabletten Natrium sulfuricum D6 Nr. 10.

Gebärmutter

Senkung: täglich je 6 Tabletten Calcium fluoratum D12 Nr. 1 und Silicea D12 Nr. 11. Den Unterleib 2-mal täglich mit den entsprechenden Cremen einmassieren.

Geburt

- Unterstützung der Wehen: in ½ l heißem Wasser 30 Tabletten Magnesium phosphoricum D6 Nr. 7 auflösen und während der Geburt schluckweise einnehmen oder/und oft mit der entsprechenden Creme eincremen.
- Vorbereitung: täglich je 8 Tabletten Calcium fluoratum D12 Nr. 1, Calcium phosphoricum D6 Nr. 2, Ferrum phosphoricum D12 Nr. 3 und Kalium phosphoricum D6 Nr. 5 sowie täglich 3-mal 15 Tabletten Magnesium phosphoricum D6 Nr. 7 in heißem Wasser.
- Wehenschwäche: 10–15 Tabletten Ferrum phosphoricum D12 Nr. 3 und Kalium phosphoricum D6 Nr. 5 lutschen oder als Drink einnehmen.

- Nachwehen: täglich je 8 Tabletten Calcium fluoratum D12 Nr. 1, Kalium phosphoricum D6 Nr. 5 und Magnesium phosphoricum D6 Nr. 7 in heißem Wasser.
- Rückbildung der Gebärmutter: täglich je 10 Tabletten Calcium fluoratum D12 Nr. 1 und Ferrum phosphoricum D12 Nr. 3. Täglich 2-mal den Bauch mit den entsprechenden Cremen pflegen.

Gedächtnis

- Ermüdung: täglich je 8 Tabletten Kalium phosphoricum D6 Nr. 5 und Natrium chloratum D6 Nr. 8. Oder Kalium-phosphoricum-Creme Nr. 5 auf Schläfen und Stirn auftragen.
- Gedächtnisschwäche: täglich je 6 Tabletten Ferrum phosphoricum D12 Nr. 3, Kalium phosphoricum D6 Nr. 5, Natrium chloratum D6 Nr. 8 und Silicea D12 Nr. 11. Kalium-phosphoricum-Creme Nr. 5 und Siliceacreme Nr. 11 auf Schläfen und seitlich am Nacken auftragen.

Gelenke

- knackend: täglich je 8 Tabletten Natrium chloratum D6 Nr. 8 und Natrium sulfuricum D6 Nr. 10. Die Gelenke mit Natrium-chloratum-Creme Nr. 8 eincremen.
- Knorpelbildung: täglich je 8 Tabletten Kalium chloratum D6 Nr. 4 und Natrium chloratum D6 Nr. 8. Mit den entsprechenden Cremen einmassieren.
- steif: täglich je 6 Tabletten Calcium fluoratum D12 Nr. 1, Calcium phosphoricum D6 Nr. 2 und Silicea D12 Nr. 11. Mehrmals täglich mit der Gelenk- und Muskelcreme eincremen.

Genesungsphase

Täglich 3-mal je 8 Tabletten Calcium phosphoricum D6 Nr. 2, Ferrum phosphoricum D12 Nr. 3, Kalium phosphoricum D6 Nr. 5 und Natrium chloratum D6 Nr. 8 als Drink.

Gemütszustände

- ängstlich: täglich je 8 Tabletten Calcium phosphoricum D6 Nr. 2 und Ferrum phosphoricum D12 Nr. 3.
- gereizt, lebhaft: täglich je 8 Tabletten Calcium phosphoricum D6 Nr. 2, Natrium phosphoricum D6 Nr. 9 und Silicea D12 Nr. 11.

- innere Unruhe: täglich 3-mal 12 Tabletten Magnesium phosphoricum D6 Nr. 7 in heißem Wasser.
- Neigung zum Weinen: täglich je 8 Tabletten Kalium phosphoricum D6 Nr. 5 und Natrium chloratum D6 Nr. 8.
- niedergedrückt, depressiv: täglich 15 Tabletten Kalium phosphoricum D6 Nr. 5.
- schreckhaft: täglich je 7 Tabletten Kalium phosphoricum D6 Nr. 5, Natrium chloratum D6 Nr. 8 und Silicea D12 Nr. 11.
- wechselhaft: täglich 6 Tabletten Kalium phosphoricum D6 Nr. 5 und täglich 3-mal 6 Tabletten Magnesium phosphoricum D6 Nr. 7 in heißem Wasser.

Genickstarre
Täglich 10 Tabletten Calcium phosphoricum D6 Nr. 2 und täglich 3-mal 8 Tabletten Magnesium phosphoricum D6 Nr. 7 in heißem Wasser. Den Nacken mehrmals täglich mit Gelenk- und Muskelcreme eincremen.

Gesicht
- fettig, glänzend: täglich 8 Tabletten Natrium phosphoricum D6 Nr. 9. Die entsprechende Creme auftragen. Wöchentlich 2-mal Auflagen mit Heilerdemaske und Gesichtspackung.
- wässrig, gedunsen: täglich 6 Tabletten Natrium chloratum D6 Nr. 8. Natrium-chloratum-Creme Nr. 8 und Natrium-sulfuricum-Creme Nr. 10 auftragen.
- Muskellähmung: täglich 3-mal je 8 Tabletten Kalium phosphoricum D6 Nr. 5 und Magnesium phosphoricum D6 Nr. 7 in heißem Wasser. Kalium-phosphoricum-Creme Nr. 5 einmassieren.
- Neuralgie: täglich 10 Tabletten Kalium phosphoricum D6 Nr. 5. Kalium-phosphoricum-Creme Nr. 5 einmassieren.
- Pickel, Mitesser: täglich je 8 Tabletten Natrium phosphoricum D6 Nr. 9 und Silicea D12 Nr. 11. Die entsprechenden Cremen oder die Spezialcreme für die Reinheit der Haut auftragen.
- Zuckungen: täglich 3-mal 8 Tabletten Magnesium phosphoricum D6 Nr. 7 in heißem Wasser und täglich 6 Tabletten Silicea D12 Nr. 11. Die entsprechenden Cremen einmassieren.

Gicht

Täglich je 8 Tabletten Calcium phosphoricum D6 Nr. 2, Ferrum phosphoricum D12 Nr. 3, Natrium phosphoricum D6 Nr. 9 und Silicea D12 Nr. 11. Gelenk- und Muskelcreme, Bäder mit Hausbade- oder Himalajasalz. Auf säurearme, vitalstoffreiche Ernährung achten, genügend Flüssigkeit einnehmen, Süßgetränke und Alkohol meiden.

Grippe

Alle 2 Stunden je 12 Tabletten Ferrum phosphoricum D12 Nr. 3 und Natrium sulfuricum D6 Nr. 10 in einem Drink. Ausleitungsbäder, Einläufe. Frische Gemüse-/Fruchtsäfte (keine Zitrusfrüchte) trinken.

- mit Fieber über 38,5 °C: alle 2 Stunden je 12 Tabletten Kalium phosphoricum D6 Nr. 5 als Drink. Wadenwickel.

Haarausfall

Täglich je 8 Tabletten Kalium phosphoricum D6 Nr. 5, Natrium chloratum D6 Nr. 8 und Silicea D12 Nr. 11. Siliceashampoo. Auf säurearme und vitalstoffreiche Ernährung achten.

2-mal täglich 1 gehäuften Teelöffel Alen (sehr mineralstoffreiches Getreidepulver, Bezugsquellen Seite 144) in warmem Wasser aufgerührt einnehmen.

- kreisrund: täglich je 8 Tabletten Kalium phosphoricum D6 Nr. 5 und Natrium sulfuricum D6 Nr. 10 sowie täglich 3-mal 8 Tabletten Magnesium phosphoricum D6 Nr. 7 in heißem Wasser. Kalium-phosphoricum-Shampoo.

Haare

- brüchig, spaltend, Haarwuchs anregend: täglich 8 Tabletten Silicea D12 Nr. 11. Siliceashampoo. Auf säurearme und vitalstoffreiche Ernährung achten, genügend Flüssigkeit einnehmen.
- Schuppenbildung: täglich je 6 Tabletten Kalium sulfuricum D6 Nr. 6 und Natrium chloratum D6 Nr. 8. Siliceashampoo.
- fettig: täglich 8 Tabletten Natrium phosphoricum D6 Nr. 9.

Hals

- Druckgefühl: täglich 6 Tabletten Kalium jodatum D6 Nr. 15.
- Kitzelgefühl: täglich je 6 Tabletten Ferrum phosphoricum D12 Nr. 3, Natrium chloratum D6 Nr. 8 und Silicea D12 Nr. 11.

- Kloßgefühl: täglich 3-mal 6 Tabletten Magnesium phosphoricum D6 Nr. 7 in heißem Wasser.
- rauh, schmerzend: alle 2 Stunden je 10 Tabletten Ferrum phosphoricum D12 Nr. 3, Kalium chloratum D6 Nr. 4 und Natrium chloratum D6 Nr. 8 als Drink. Ferrum-phosphoricum-Creme Nr. 3.

Haltungsschäden

Täglich je 10 Tabletten Calcium fluoratum D12 Nr. 1 und Calcium phosphoricum D6 Nr. 2. Gelenk- und Muskelcreme einmassieren.

Hämorrhoiden

- für Rückbildung: täglich je 7 Tabletten Calcium fluoratum D12 Nr. 1, Natrium phosphoricum D6 Nr. 9, Natrium sulfuricum D6 Nr. 10 und Silicea D12 Nr. 11. Calcium-fluoratum-Creme Nr. 1 und Siliceacreme Nr. 11 auftragen. Auf säurearme Ernährung und genügend Flüssigkeit achten.
- juckend: täglich je 8 Tabletten Kalium sulfuricum D6 Nr. 6 und Silicea D12 Nr. 11 sowie täglich 3-mal 8 Tabletten Magnesium phosphoricum D6 Nr. 7 in heißem Wasser.

Hände

- kalt: Calcium-phosphoricum-Creme Nr. 2 und Natrium-chloratum-Creme Nr. 8 als Handcreme verwenden.
- Kribbeln, Taubheitsgefühl: täglich 5 Tabletten Calcium phosphoricum D6 Nr. 2. Handgelenke und Hände mit der entsprechenden Creme eincremen. Auf säurearme Ernährung achten.
- rissig: Calcium-fluoratum-Creme Nr. 1 und Siliceacreme Nr. 11 als Handcreme verwenden.
- Schweiß: täglich je 6 Tabletten Natrium chloratum D6 Nr. 8 und Silicea D12 Nr. 11. Entsprechende Cremen verwenden.

Harn

- unwillkürlicher Abgang: täglich je 8 Tabletten Kalium phosphoricum D6 Nr. 5 und Natrium sulfuricum D6 Nr. 10. Den Blasenbereich 2-mal täglich mit den entsprechenden Cremen eincremen.
- Ablagerungen: täglich je 10 Tabletten Calcium phosphoricum D6 Nr. 2 und Silicea D12 Nr. 11. Genügend Flüssigkeit einnehmen.

- Brennen beim Wasserlassen: stündlich je 5 Tabletten Natrium chloratum D6 Nr. 8 und Natrium phosphoricum D6 Nr. 9 in warmem Wasser.
- häufiger Harndrang: täglich je 8 Tabletten Natrium chloratum D6 Nr. 8 und Natrium sulfuricum D6 Nr. 10.
- Harnverhalten bei Kindern: täglich je 6 Tabletten Calcium phosphoricum D6 Nr. 2 und Natrium sulfuricum D6 Nr. 10. Den Blasenbereich 2-mal täglich mit Mugwort-Blütenöl einölen.
- Harnverhalten, krampfhaft: täglich 3-mal je 5 Tabletten Calcium phosphoricum D6 Nr. 2, Natrium sulfuricum D6 Nr. 10 und Magnesium phosphoricum D6 Nr. 7 in heißem Wasser.
- vermindert, scharf, sauer: täglich 12 Tabletten Natrium phosphoricum D6 Nr. 9. Auf genügend Flüssigkeitsaufnahme und säurearme Ernährung achten.

Harnwege

Infekte: stündlich je 10 Tabletten Ferrum phosphoricum D12 Nr. 3, Kalium chloratum D6 Nr. 4, Natrium phosphoricum D6 Nr. 9 und Calcium sulfuricum D6 Nr. 12 in warmem Wasser. Viel warme Flüssigkeit trinken, auf säurearme Ernährung achten.

Haut

- gerötet, fleckig: Ferrum-phosphoricum-Creme Nr. 3, Magnesium-phosphoricum-Creme Nr. 7 und Siliceacreme Nr. 11.
- Knötchen, warzenähnlich: Calcium-fluoratum-Creme Nr. 1, Kalium-chloratum-Creme Nr. 4 und Natrium-sulfuricum-Creme Nr. 10.
- rauh, rissig, schrundig: Calcium-fluoratum-Creme Nr. 1.
- schlaff, zur Faltenbildung neigend: Spezialcreme für die Reinheit der Haut, Calcium-fluoratum-Creme Nr. 1 und Siliceacreme Nr. 11.
- trocken: Natrium-chloratum-Creme Nr. 8.
- trocken, schuppend: Kalium-sulfuricum-Creme Nr. 6.
- unrein: Spezialcreme für die Reinheit der Haut, Natrium-phosphoricum-Creme Nr. 9 und Siliceacreme Nr. 11.

Hautpflege

Rosenpflegecreme oder Calcium-fluoratum-Creme Nr. 1, Natrium-chloratum-Creme Nr. 8 und Siliceacreme Nr. 11.

- Empfindlichkeit gegen Sonne: Calcium-phosphoricum-Creme Nr. 2, Ferrum-phosphoricum-Creme Nr. 3 und Natrium-chloratum-Creme Nr. 8.

Heiserkeit

Stündlich je 6 Tabletten Ferrum phosphoricum D12 Nr. 3, Kalium chloratum D6 Nr. 4 und Natrium chloratum D6 Nr. 8 als Drink. Bei Druckempfindung im Hals zusätzlich 6 Tabletten Kalium jodatum D6 Nr. 15. Hals mit Ferrum-phosphoricum-Creme Nr. 3 behandeln.

- bei Erkältung: stündlich je 8 Tabletten Ferrum phosphoricum D12 Nr. 3, Kalium chloratum D6 Nr. 4 und Natrium phosphoricum D6 Nr. 9 als Drink.
- belegte Stimme, sich beim Räuspern lösend: täglich 12 Tabletten Natrium phosphoricum D6 Nr. 9. Mit der entsprechenden Creme eincremen.
- chronisch: täglich je 6 Tabletten Kalium chloratum D6 Nr. 4, Kalium sulfuricum D6 Nr. 6 und Kalium jodatum D6 Nr. 15. Den Hals mit Kalium-chloratum-Creme Nr. 4 behandeln.
- nach Überanstrengung: täglich je 8 Tabletten Ferrum phosphoricum D12 Nr. 3, Kalium phosphoricum D6 Nr. 5 und Natrium chloratum D6 Nr. 8 oder täglich 4 Teelöffel Energiepulvermischung.

Heißhunger

Täglich 3-mal 12 Tabletten Magnesium phosphoricum D6 Nr. 7 in heißem Wasser.

- mit großem Durst: täglich 6 Tabletten Natrium chloratum D6 Nr. 8.
- mit schneller Sättigung: täglich je 6 Tabletten Ferrum phosphoricum D12 Nr. 3 und Natrium chloratum D6 Nr. 8.
- kurz nach dem Essen: täglich 6 Tabletten Kalium phosphoricum D6 Nr. 5.

Herpes

- durch Stress: täglich 3-mal 15 Tabletten Magnesium phosphoricum D6 Nr. 7 in heißem Wasser. Die entsprechende Creme auftragen.
- durch Nahrungsmittel: täglich 12 Tabletten Natrium chloratum D6 Nr. 8 und Natrium sulfuricum D6 Nr. 10. Prunella-Mineralstoffcreme auftragen.

Herz

- Beklemmungsgefühl: täglich je 8 Tabletten Ferrum phosphoricum D12 Nr. 3 und Kalium sulfuricum D6 Nr. 6 sowie täglich 3-mal 8 Tabletten Magnesium phosphoricum D6 Nr. 7 in heißem Wasser. Den Herzbereich mit Magnesium-phosphoricum-Creme Nr. 7 eincremen.
- Herzflattern: 15 Tabletten Calcium phosphoricum D6 Nr. 2 als Drink.
- Herzklopfen: je 12 Tabletten Calcium phosphoricum D6 Nr. 2 und Ferrum phosphoricum D12 Nr. 3 als Drink.
- Herzrhythmusstörung: täglich 3-mal je 8 Tabletten Calcium phosphoricum D6 Nr. 2 und Magnesium phosphoricum D6 Nr. 7 in heißem Wasser.
- Herzstärkung: täglich 7 Tabletten Kalium phosphoricum D6 Nr. 5 sowie täglich 3-mal 8 Tabletten Magnesium phosphoricum D6 Nr. 7 in heißem Wasser.

Heuschnupfen

- vorbeugend: täglich je 5 Tabletten Ferrum phosphoricum D12 Nr. 3, Kalium chloratum D6 Nr. 4 und Natrium chloratum D6 Nr. 8.
- akut: stündlich je 6 Tabletten Ferrum phosphoricum D12 Nr. 3, Kalium chloratum D6 Nr. 4 und Natrium chloratum D6 Nr. 8 als Drink. Gesicht, Stirn und Hals mit Calcium-sulfuricum-Creme Nr. 12 eincremen.
- chronisch: täglich je 6 Tabletten Ferrum phosphoricum D12 Nr. 3, Kalium sulfuricum D6 Nr. 6 und Natrium phosphoricum D6 Nr. 9.

Hexenschuss

- zu Beginn: halbstündlich je 6 Tabletten Kalium chloratum D6 Nr. 4, Magnesium phosphoricum D6 Nr. 7 und Natrium phosphoricum D6 Nr. 9 als Drink, später: 3-mal täglich je 6 Tabletten. Die schmerzenden Bereiche mit Natrium-phosphoricum-Creme Nr. 9 und Silicea-creme Nr. 11 behandeln.
- reissender Schmerz: täglich 8 Tabletten Kalium arsenicosum D6 Nr. 13.

Hornhaut

an Händen und Füßen: täglich 2-mal Calcium-fluoratum-Creme Nr. 1 einmassieren, wöchentlich 2-mal ein Bad mit Hausbadesalz.

Hühneraugen

Calcium-fluoratum-Creme Nr. 1, Natrium-chloratum-Creme Nr. 8 und Siliceacreme Nr. 11. Bäder mit Hausbadesalz.

Husten

- abends schlimmer: im Laufe des Abends 8 Tabletten Kalium sulfuricum D6 Nr. 6. Brust und zwischen den Schulterblättern mit der entsprechenden Creme einreiben.
- bellend: stündlich je 8 Tabletten Calcium phosphoricum D6 Nr. 2 und Ferrum phosphoricum D12 Nr. 3 in warmem Wasser. Brust mit Ferrum-phosphoricum-Creme Nr. 3 eincremen.
- locker, Schmerz in der Brust: stündlich 4 Tabletten Natrium sulfuricum D6 Nr. 10.
- quälend, trocken: stündlich je 5 Tabletten Ferrum phosphoricum D12 Nr. 3 und Manganum sulfuricum D6 Nr. 17 in warmem Wasser. Brust mit Ferrum-phosphoricum-Creme Nr. 3 eincremen.
- trocken, ohne Auswurf: täglich 3-mal je 8 Tabletten Ferrum phosphoricum D12 Nr. 3 und Natrium chloratum D6 Nr. 8 als Drink.

Hüsteln

Täglich je 8 Tabletten Calcium phosphoricum D6 Nr. 2 und Ferrum phosphoricum D12 Nr. 3.

Impffolgen

- Vorbeugung: täglich je 5 Tabletten Ferrum phosphoricum D12 Nr. 3 und Kalium chloratum D6 Nr. 4, drei Wochen vor der Impfung beginnen.
- Nachbehandlung: täglich 7 Tabletten Kalium chloratum D6 Nr. 4 und Natrium sulfuricum D6 Nr. 10, 8 Wochen lang.

Immunsystem

Stärkung: täglich je 6 Tabletten Ferrum phosphoricum D12 Nr. 3, Natrium phosphoricum D6 Nr. 9 und Natrium sulfuricum D6 Nr. 10. Genügend Flüssigkeit. Entschlackende Bäder. Bewegung an frischer Luft.

Infektionskrankheiten

vorbeugend: täglich je 6 Tabletten Ferrum phosphoricum D12 Nr. 3 und Natrium phosphoricum D6 Nr. 9. Auf säurearme und vitalstoffreiche Ernährung achten, Bewegung an der frischen Luft.

Inkontinenz

Täglich je 6 Tabletten Calcium fluoratum D12 Nr. 1, Ferrum phosphoricum D12 Nr. 3, Kalium phosphoricum D6 Nr. 5 und Natrium sulfuricum D6 Nr. 10. Kalte Getränke meiden.

Insektenstiche

- sofort nach dem Stich: Natrium-chloratum-Creme Nr. 8.
- sobald die Schwellung beginnt: Kalium-chloratum-Creme Nr. 4.
- Verdacht auf Blutvergiftung: täglich 15 Tabletten Kalium phosphoricum D6 Nr. 5. Die entsprechende Creme auftragen.

Ischias

Täglich 5-mal je 8 Tabletten Ferrum phosphoricum D12 Nr. 3, Magnesium phosphoricum D6 Nr. 7, Natrium phosphoricum D6 Nr. 9 und Silicea D12 Nr. 11 in heißem Wasser. Prunella-Mineralstoffcreme einmassieren. Auf säurearme und vitalstoffreiche Ernährung achten, genügend Flüssigkeit.

- Ausstrahlung in die Hüfte: täglich 5-mal je 8 Tabletten Kalium phosphoricum D6 Nr. 5, Natrium phosphoricum D6 Nr. 9 und Silicea D12 Nr. 11 in warmem Wasser.
- Schmerz ausstrahlend-reißend: stündlich je 8 Tabletten Magnesium phosphoricum D6 Nr. 7 und Natrium chloratum D6 Nr. 8 in heißem Wasser. Magnesium-phosphoricum-Creme Nr. 7.

Jetlag

Je 7 Tabletten Calcium phosphoricum D6 Nr. 2 und Kalium phosphoricum D6 Nr. 5 sowie täglich 3-mal 8 Tabletten Magnesium phosphoricum D6 Nr. 7 in heißem Wasser.

Juckreiz

- ohne ersichtliche Ursache: täglich 3-mal 8 Tabletten Magnesium phosphoricum D6 Nr. 7 in heißem Wasser. Kalium-phosphoricum-Creme Nr. 5 auftragen.

- bei Übersäuerung: Spezialcreme für die Reinheit der Haut. Täglich je 8 Tabletten Natrium phosphoricum D6 Nr. 9 und Silicea D12 Nr. 11.
- mit Abschuppung: Kalium-sulfuricum-Creme Nr. 6 auftragen.

Karies

Täglich je 4 Tabletten Calcium fluoratum D12 Nr. 1 und Calcium phosphoricum D6 Nr. 2 sowie täglich 3-mal 5 Tabletten Magnesium phosphoricum D6 Nr. 7 in heißem Wasser. Auf säurearme Ernährung achten. Oft ist ein bakterieller Darmaufbau (unter fachkundiger Begleitung) nötig.

Kieferhöhlenvereiterung

- akut: täglich 5-mal je 10 Tabletten Natrium phosphoricum D6 Nr. 9, Silicea D12 Nr. 11 und Calcium sulfuricum D6 Nr. 12 in warmem Wasser. Mehrmals täglich Siliceacreme Nr. 11 auf die Wangen auftragen.
- chronisch: täglich je 8 Tabletten Kalium chloratum D6 Nr. 4, Kalium sulfuricum D6 Nr. 6, Natrium phosphoricum D6 Nr. 9, Natrium sulfuricum D6 Nr. 10 und Silicea D12 Nr. 11. Mehrmals täglich Siliceacreme Nr. 11 auf die Wangen auftragen.

Kiefersperre

Täglich 3-mal je 8 Tabletten Calcium fluoratum D12 Nr. 1, Calcium phosphoricum D6 Nr. 2 und Magnesium phosphoricum D6 Nr. 7 in heißem Wasser. Den Nacken mit Gelenk- und Muskelcreme einmassieren.

Kinder

- reizbar: Täglich je 5 Tabletten Calcium phosphoricum D6 Nr. 2, Natrium phosphoricum D6 Nr. 9 und Silicea D12 Nr. 11. Wenig Süßigkeiten.
- weinerlich: täglich je 5 Tabletten Kalium phosphoricum D6 Nr. 5 und Natrium chloratum D6 Nr. 8.
- will nachts unbedeckt bleiben: vor dem Schlafengehen je 4 Tabletten Kalium sulfuricum D6 Nr. 6 und Calcium sulfuricum D6 Nr. 12.

Knochen

- Aufbau: täglich je 6 Tabletten Calcium fluoratum D12 Nr. 1 und Calcium phosphoricum D6 Nr. 2 sowie täglich 3-mal 6 Tabletten Magnesium phosphoricum D6 Nr. 7 in heißem Wasser. Gelenk- und Muskelcreme. Wichtig: auf genügend Calcium in der Ernährung achten, wenig säurebildende Nahrungsmittel.
- Auswüchse/Überbeine: täglich je 8 Tabletten Calcium fluoratum D12 Nr. 1 und Silicea D12 Nr. 11. Mit den entsprechenden Cremen einreiben.
- brüchig, bei Entkalkung: täglich je 8 Tabletten Calcium fluoratum D12 Nr. 1 und Calcium phosphoricum D6 Nr. 2 sowie täglich 3-mal 8 Tabletten Magnesium phosphoricum D6 Nr. 7 in heißem Wasser. Auf säurearme Ernährung achten, oft ist noch ein zusätzliches Calciumpräparat nötig. Mit Calcium-phosphoricum-Creme Nr. 2 einreiben.

Knochenbruch

- akut: täglich 3-mal je 10 Tabletten Calcium fluoratum D12 Nr. 1, Calcium phosphoricum D6 Nr. 2 und Magnesium phosphoricum D6 Nr. 7 in heißem Wasser. Sobald der Gips entfernt ist, 2-mal täglich Gelenk- und Muskelcreme auftragen.
- Beschwerden an alten Bruchstellen: täglich je 6 Tabletten Natrium phosphoricum D6 Nr. 9 und Silicea D12 Nr. 11 sowie täglich 3-mal 6 Tabletten Magnesium phosphoricum D6 Nr. 7 in heißem Wasser. Calcium-phosphoricum-Creme Nr. 2 und Magnesium-phosphoricum-Creme Nr. 7 einreiben.

Koliken

Viertelstündlich 20 Tabletten Magnesium phosphoricum D6 Nr. 7 in heißem Wasser. Magnesium-phosphoricum-Creme Nr. 7 zart auftragen und feucht-heiße Tücher auflegen.

- bei Säuglingen, mit Durchfall: Calcium-phosphoricum-Creme Nr. 2, Magnesium-phosphoricum-Creme Nr. 7 und Natrium-chloratum-Creme Nr. 8, feucht-warme Tücher auflegen.

Konzentrationsmangel

Täglich je 8 Tabletten Ferrum phosphoricum D12 Nr. 3, Kalium phosphoricum D6 Nr. 5 und Natrium chloratum D6 Nr. 8 oder 4 Teelöffel der Pulvermischung für Lernende. Kalium-phosphoricum-Creme Nr. 5 auf Schläfen und Stirn auftragen.

Kopfhaut

- empfindlich auf Druck: täglich 6 Tabletten Silicea D12 Nr. 11. Nacken und Stirn mit der entsprechenden Creme einreiben.
- Schuppen: täglich je 6 Tabletten Kalium sulfuricum D6 Nr. 6 und Natrium chloratum D6 Nr. 8. Siliceashampoo.

Kopfschmerz

- abends beginnend/stärker: 10 Tabletten Kalium sulfuricum D6 Nr. 6. Die entsprechende Creme auf Nacken und Stirn auftragen.
- am Oberkopf: 10 Tabletten Natrium sulfuricum D6 Nr. 10 als Drink. Die entsprechende Creme auf Nacken und Stirn auftragen.
- bei Berührung der Haare: 12 Tabletten Silicea D12 Nr. 11. Die entsprechende Creme im Nacken auftragen.
- Druck auf Augenhöhlen: je 10 Tabletten Natrium sulfuricum D6 Nr. 10 und Silicea D12 Nr. 11 als Drink. Siliceacreme Nr. 11 auf die Augenhöhlen auftragen.
- einseitig, Migräne: viertelstündlich je 8 Tabletten Magnesium phosphoricum D6 Nr. 7 und Natrium chloratum D6 Nr. 8 in heißem Wasser. Magnesium-phosphoricum-Creme Nr. 7 auf Nacken, Schläfen und Stirn auftragen.
- durch geistige Überanstrengung: je 10 Tabletten Kalium phosphoricum D6 Nr. 5 und Natrium chloratum D6 Nr. 8 in warmem Wasser. Kalium-phosphoricum-Creme Nr. 5 auf Nacken und Schläfen auftragen.
- im Hinterkopf beginnend: 8 Tabletten Silicea D12 Nr. 11. Die entsprechende Creme auf den Nacken auftragen.
- Kribbeln, Taubheitsgefühl: täglich 3-mal je 8 Tabletten Calcium phosphoricum D6 Nr. 2 und Magnesium phosphoricum D6 Nr. 7 in heißem Wasser. Gelenk- und Muskelcreme auf den Nacken auftragen.
- ringförmig: 10 Tabletten Silicea D12 Nr. 11. Die entsprechende Creme auf Nacken, Schläfen und Stirn auftragen.

- schießend, pochend, stechend, Stelle wechselnd: viertelstündlich 8 Tabletten Magnesium phosphoricum D6 Nr. 7 in heißem Wasser.
- Stirnkopfschmerz: täglich 3-mal 8 Tabletten Natrium phosphoricum D6 Nr. 9 in warmem Wasser. Mit der entsprechenden Creme die Stirn eincremen.

Krampfadern

- schmerzend: täglich je 12 Tabletten Ferrum phosphoricum D12 Nr. 3 und Kalium sulfuricum D6 Nr. 6. Kalium-sulfuricum-Creme Nr. 6 zart auftragen.
- schmerzend, brennend: täglich je 8 Tabletten Natrium chloratum D6 Nr. 8 und Natrium phosphoricum D6 Nr. 9. Natrium-chloratum-Creme Nr. 8 zart auftragen.
- Vorbeugung: täglich je 6 Tabletten Kalium chloratum D6 Nr. 4, Natrium phosphoricum D6 Nr. 9 und Silicea D12 Nr. 11. 2-mal täglich Spezialcreme für die Reinheit der Haut zart auftragen.

Krämpfe

Täglich 8 Tabletten Calcium phosphoricum D6 Nr. 2 sowie täglich 3-mal 8 Tabletten Magnesium phosphoricum D6 Nr. 7 in heißem Wasser. Magnesium-phosphoricum-Creme Nr. 7 leicht einmassieren.

- kurz, schmerzhaft: Magnesium-phosphoricum-Creme Nr. 7 leicht einmassieren. Täglich 15 Tabletten Magnesium phosphoricum D6 Nr. 7 in heißem Wasser.
- lang andauernd: bei Bedarf je 15 Tabletten Calcium phosphoricum D6 Nr. 2 und Natrium phosphoricum D6 Nr. 9 in warmem Wasser. Calcium-phosphoricum-Creme Nr. 2 einmassieren.

Kreislaufschwäche

Täglich 10 Tabletten Kalium phosphoricum D6 Nr. 5 sowie täglich 3-mal 8 Tabletten Magnesium phosphoricum D6 Nr. 7 in heißem Wasser. Den Herzbereich mit Kalium-phosphoricum-Creme Nr. 5 eincremen, den Solarplexus (im Bereich des Oberbauchs) mit Magnesium-phosphoricum-Creme Nr. 7.

Kurzsichtigkeit

Täglich je 8 Tabletten Calcium fluoratum D12 Nr. 1, Natrium phosphoricum D6 Nr. 9 und Silicea D12 Nr. 11. Täglich 2-mal Calcium-fluoratum-Creme Nr. 1 um die Augen auftragen.

Lähmungserscheinungen

Wichtig: Betreuung durch eine fachkundige Person erforderlich.
Täglich 5-mal 12 Tabletten Kalium phosphoricum D6 Nr. 5, Magnesium phosphoricum D6 Nr. 7 und Natrium chloratum D6 Nr. 8 in heißem Wasser. Kalium-phosphoricum-Creme Nr. 5 einreiben.

Lampenfieber

Täglich 15–20 Tabletten Magnesium phosphoricum D6 Nr. 7 in heißem Wasser. Magnesium-phosphoricum-Creme Nr. 7 auf den Solarplexus (im Bereich des Oberbauchs) auftragen.

Lebensmüdigkeit

Täglich 5-mal je 6 Tabletten Kalium phosphoricum D6 Nr. 5, Natrium chloratum D6 Nr. 8, Natrium sulfuricum D6 Nr. 10 und Silicea D12 Nr. 11 in warmem Wasser. Kalium-phosphoricum-Creme Nr. 5 auf Solarplexus (im Bereich des Oberbauchs), Nacken und Schläfen leicht auftragen.

Leber

Wichtig: Fachkundige Betreuung nötig.
- Leberentzündung: täglich 5-mal 8 Tabletten Kalium sulfuricum D6 Nr. 6 und Natrium sulfuricum D6 Nr. 10 in warmem Wasser. Mehrmals täglich Natrium-sulfuricum-Creme Nr. 10 im Leberbereich leicht auftragen.
- Leberflecken: täglich je 6 Tabletten Kalium sulfuricum D6 Nr. 6 und Calcium sulfuricum D6 Nr. 12. Mit den entsprechenden Cremen eincremen.

Leistenbruch

Neigung dazu: 2-mal täglich Calcium-fluoratum-Creme Nr. 1 und Siliceacreme Nr. 11 leicht auftragen.

Lernfähigkeit

- Aufnahmefähigkeit stärken: täglich je 6 Tabletten Calcium fluoratum D12 Nr. 1 und Kalium phosphoricum D6 Nr. 5. Kalium-phosphoricum-Creme Nr. 5 auf die Schläfen auftragen.
- bei Prüfungsangst: vor der Prüfung je 15–20 Tabletten Kalium phosphoricum D6 Nr. 5 und Magnesium phosphoricum D6 Nr. 7 in heißem Wasser.

Lippen

- aufgesprungen, rissig: oft mit Calcium-fluoratum-Creme Nr. 1 und Ferrum-phosphoricum-Creme Nr. 3 eincremen.
- blass: täglich 8 Tabletten Calcium phosphoricum D6 Nr. 2.
- rauh: mehrmals täglich mit Calcium-fluoratum-Creme Nr. 1 eincremen.

Lungen

- Stärkung: täglich je 6 Tabletten Ferrum phosphoricum D12 Nr. 3 und Natrium phosphoricum D6 Nr. 9. Übung zur Vertiefung des Atems: Legen Sie den Daumen auf den Ringfingernagel, halten Sie diese Berührung für mehrere Minuten aufrecht. Mehrmals täglich wiederholen.
- Lungenentzündung: dringend fachkundige Betreuung nötig!
- Nachbehandlung von Lungenentzündung: täglich 3-mal je 8 Tabletten Ferrum phosphoricum D12 Nr. 3, Kalium phosphoricum D6 Nr. 5 und Natrium chloratum D6 Nr. 8 oder 4 Teelöffel Energiepulvermischung als Drink.
- zur Lösung von Husten: zusätzlich 6 Tabletten Kalium chloratum D6 Nr. 4.

Lymphdrüsen

- Schwellung: täglich 3-mal je 8 Tabletten Ferrum phosphoricum D12 Nr. 3, Kalium chloratum D6 Nr. 4 und Natrium phosphoricum D6 Nr. 9 in warmem Wasser. Mehrmals täglich mit Kalium-chloratum-Creme Nr. 4 und Natrium-phosphoricum-Creme Nr. 9 eincremen. Auf Reduktion von tierischem Eiweiß und säurearme Ernährung achten, genügend Flüssigkeit trinken.

- Entzündung: täglich 5-mal je 10 Tabletten Ferrum phosphoricum D12 Nr. 3, Kalium chloratum D6 Nr. 4, Kalium phosphoricum D6 Nr. 5 und Natrium phosphoricum D6 Nr. 9 in warmem Wasser. Mehrmals täglich mit Ferrum-phosphoricum-Creme Nr. 3 und Kalium-chloratum-Creme Nr. 4 eincremen.
- verhärtet: mehrmals täglich mit Calcium-fluoratum-Creme Nr. 1 und Siliceacreme Nr. 11 eincremen.

Magen
- Druckgefühl: täglich 2-mal je 8 Tabletten Ferrum phosphoricum D12 Nr. 3 und Kalium sulfuricum D6 Nr. 6 als Drink.
- Magenentzündung, akut: täglich 5-mal je 10 Tabletten Ferrum phosphoricum D12 Nr. 3 und Calcium sulfuricum D6 Nr. 12 in warmem Wasser.
- Magenerschlaffung: täglich je 8 Tabletten Calcium fluoratum D12 Nr. 1 und Ferrum phosphoricum D12 Nr. 3.
- Gefühl der Leere: täglich 3-mal 8 Tabletten Magnesium phosphoricum D6 Nr. 7 in heißem Wasser.
- Magengeschwür: täglich 3-mal je 8 Tabletten Kalium phosphoricum D6 Nr. 5, Natrium chloratum D6 Nr. 8 und Natrium phosphoricum D6 Nr. 9 sowie täglich 3-mal 15 Tabletten Calcium sulfuricum D6 Nr. 12 in warmem Wasser.
- Magenschleimhautentzündung: 3-mal täglich je 8 Tabletten Kalium chloratum D6 Nr. 4 und Calcium sulfuricum D6 Nr. 12 in warmem Wasser.
- Magensenkung: täglich je 10 Tabletten Calcium fluoratum D12 Nr. 1 und Silicea D12 Nr. 11.
- nervös: täglich 3-mal je 8 Tabletten Magnesium phosphoricum D6 Nr. 7, Natrium chloratum D6 Nr. 8 und Natrium phosphoricum D6 Nr. 9 in heißem Wasser.
- fehlende Säure: täglich 6 Tabletten Natrium chloratum D6 Nr. 8.
- Magensäureüberschuss: täglich 3-mal vor dem Essen 8 Tabletten Magnesium phosphoricum D6 Nr. 7 in heißem Wasser, nach dem Essen 6 Tabletten Natrium phosphoricum D6 Nr. 9.

Mandeln

- Mandelentzündung: täglich 3-mal 10 Tabletten Ferrum phosphoricum D12 Nr. 3 und Calcium sulfuricum D6 Nr. 12 in warmem Wasser; bei Eiterbildung zusätzlich 10 Tabletten Silicea D12 Nr. 11.
- Mandelentzündung, chronisch: tagsüber 10 Tabletten Calcium sulfuricum D6 Nr. 12, im Laufe des Abends 12 Tabletten Kalium sulfuricum D6 Nr. 6.
- Mandelvergrösserung: täglich je 8 Tabletten Calcium fluoratum D12 Nr. 1, Ferrum phosphoricum D12 Nr. 3, Kalium chloratum D6 Nr. 4 und Natrium phosphoricum D6 Nr. 9. Sehr wichtig: Auf tierischeiweißarme, vitalstofffreie Ernährung achten, wenig Süßigkeiten. Über längere Zeit 2-mal täglich den Hals mit Calcium-fluoratum-Creme Nr. 1 und Kalium-chloratum-Creme Nr. 4 eincremen.

Masern

Fachkundige Begleitung nötig.
Stündlich je 10 Tabletten Ferrum phosphoricum D12 Nr. 3 und Kalium chloratum D6 Nr. 4 in warmem Wasser. Die betroffenen Bereiche mit den entsprechenden Cremen behandeln.

- im Abschuppungsstadium: täglich 10 Tabletten Kalium sulfuricum D6 Nr. 6.
- mit Fieber über 38,5 °C: stündlich je 8 Tabletten Kalium phosphoricum D6 Nr. 5 und Natrium chloratum D6 Nr. 8 in warmem Wasser.
- Nachbehandlung: mehrere Monate lang täglich je 6 Tabletten Calcium phosphoricum D6 Nr. 2 und Natrium chloratum D6 Nr. 8.

Meniskus

Mehrmals täglich mit Calcium-fluoratum-Creme Nr. 1 und Calcium-phosphoricum-Creme Nr. 2 eincremen.

Menstruation

- andauernde Blutung: täglich je 7 Tabletten Calcium fluoratum D12 Nr. 1 und Calcium phosphoricum D6 Nr. 2, auch außerhalb der Zeit der Blutung. Täglich einmal den Unterleib mit Calcium-fluoratum-Creme Nr. 1 und Calcium-phosphoricum-Creme Nr. 2 eincremen.
- Blut dünn, nicht gerinnend: über längere Zeit täglich je 7 Tabletten Calcium phosphoricum D6 Nr. 2, Kalium phosphoricum D6 Nr. 5, Natrium chloratum D6 Nr. 8 und Natrium sulfuricum D6 Nr. 10.

- Krämpfe, Kolik: mehrmals täglich 8 Tabletten Magnesium phosphoricum D6 Nr. 7 in heißem Wasser. Magnesium-phosphoricum-Creme Nr. 7 auf den Bauch auftragen und feucht-heiße Tücher auflegen.
- Periode verspätet: über sehr lange Zeit täglich 8 Tabletten Ferrum phosphoricum D12 Nr. 3.
- Periode schmerzhaft: täglich je 10 Tabletten Calcium fluoratum D12 Nr. 1 und Calcium phosphoricum D6 Nr. 2 sowie täglich 3-mal 8 Tabletten Magnesium phosphoricum D6 Nr. 7 in heißem Wasser. Mit Ferrum-phosphoricum-Creme Nr. 3 und Magnesium-phosphoricum-Creme Nr. 7 den Bauch eincremen.
- zu kurz oder zu lang: täglich 8 Tabletten Calcium phosphoricum D6 Nr. 2. Einmal täglich den Bauch mit der entsprechenden Creme eincremen.

Migräne

Halbstündlich je 8 Tabletten Calcium phosphoricum D6 Nr. 2, Ferrum phosphoricum D12 Nr. 3 und Magnesium phosphoricum D6 Nr. 7 in heißem Wasser. Nacken, Schläfen und Stirn sehr oft mit Magnesium-phosphoricum-Creme Nr. 7 eincremen.

- bei bestehender Blutarmut: täglich 2-mal je 8 Tabletten Calcium phosphoricum D6 Nr. 2, Magnesium phosphoricum D6 Nr. 7 und Natrium chloratum D6 Nr. 8 in heißem Wasser. Viel Bewegung an der frischen Luft, vitalstoffreiche Ernährung.
- bei Kreislaufstörungen: je 8 Tabletten Ferrum phosphoricum D12 Nr. 3, Kalium phosphoricum D6 Nr. 5 und Magnesium phosphoricum D6 Nr. 7 in heißem Wasser, wenn nötig öfter wiederholen. Hände vom Handgelenk bis zur Kleinfingerspitze 5–10 Minuten lang leicht mit Kalium-phosphoricum-Creme Nr. 5 einreiben.

Milz

- Beschwerden: täglich je 6 Tabletten Kalium phosphoricum D6 Nr. 5 und Natrium chloratum D6 Nr. 8. Die entsprechenden Cremen um den unteren linken Rippenbogen auftragen.
- Milzstechen (Seitenstechen): je 15 Tabletten Magnesium phosphoricum D6 Nr. 7 und Natrium chloratum D6 Nr. 8 in heißem Wasser, wenn nötig wiederholen. Magnesium-phosphoricum-Creme Nr. 7 auftragen.

Mitesser

- zur Vorbeugung: täglich 6 Tabletten Natrium phosphoricum D6 Nr. 9. Zur Hautpflege Spezialcreme für die Reinheit der Haut. Auf säurearme Ernährung achten.
- zum Lösen: mehrmals täglich wenig Spezialcreme für die Reinheit der Haut auftragen. Täglich 10 Tabletten Natrium phosphoricum D6 Nr. 9.

Mittelohrentzündung

Fachliche Betreuung nötig.

Stündlich je 6 Tabletten Ferrum phosphoricum D12 Nr. 3, Kalium chloratum D6 Nr. 4 und Natrium phosphoricum D6 Nr. 9 in warmem Wasser. Um Ohren, auf Hals und Nacken Ferrum-phosphoricum-Creme Nr. 3 einreiben. Bei Tendenz zu Eiterung zusätzlich je 8 Tabletten Silicea D12 Nr. 11 und Calcium sulfuricum D6 Nr. 12 in den Drink geben.

Wiederholt sich die Mittelohrentzündung, ist ein bakterieller Darmaufbau (unter fachkundiger Begleitung) nötig.

Müdigkeit

Täglich je 8 Tabletten Ferrum phosphoricum D12 Nr. 3, Kalium phosphoricum D6 Nr. 5, Natrium chloratum D6 Nr. 8 und Natrium phosphoricum D6 Nr. 9 oder 4-mal täglich ein Drink mit 1 Teelöffel Energiepulvermischung.

- nach dem Essen: je 8 Tabletten Ferrum phosphoricum D12 Nr. 3 und Natrium chloratum D6 Nr. 8. Wichtig ist das gute Kauen und Einspeicheln der Nahrung.

Mumps

Alle 2 Stunden je 10 Tabletten Kalium chloratum D6 Nr. 4 und Natrium phosphoricum D6 Nr. 9 als Drink. Den Hals oft mit Ferrum-phosphoricum-Creme Nr. 3 und Kalium chloratum-Creme Nr. 4 eincremen.

- mit käsigem Geruch aus dem Ohr: täglich 3-mal je 8 Tabletten Kalium sulfuricum D6 Nr. 6, Magnesium phosphoricum D6 Nr. 7 und Natrium phosphoricum D6 Nr. 9 in heißem Wasser.
- mit Eiterung: stündlich je 8 Tabletten Natrium phosphoricum D6 Nr. 9, Silicea D12 Nr. 11, Calcium sulfuricum D6 Nr. 12 als Drink. Fleißig mit Siliceacreme Nr. 11 eincremen.

- mit Mundgeruch: täglich 12 Tabletten Kalium phosphoricum D6 Nr. 5.

Mund

- Mundbläschen: 12 Tabletten Natrium chloratum D6 Nr. 8 in Wasser auflösen und jeden Schluck davon »kauen«.
- Mundfäule: je 15 Tabletten Kalium phosphoricum D6 Nr. 5 und Natrium chloratum D6 Nr. 8 in Wasser auflösen und mit diesem Drink oft den Mund spülen.

Tritt die Mundfäule mehrmals auf, ist zu überprüfen, ob eine Belastung durch Amalgamplomben besteht.

Muskel

- Stärkung: täglich je 8–12 Tabletten Ferrum phosphoricum D12 Nr. 3 und Kalium phosphoricum D6 Nr. 5. Die Muskulatur mit den entsprechenden Cremen massieren.
- Muskelkrampf, lang anhaltend: 15 Tabletten Calcium phosphoricum D6 Nr. 2 als Drink, wenn nötig mehrmals wiederholen. Die Muskeln gut mit Calcium-phosphoricum-Creme Nr. 2 massieren.
- Muskelkrampf, kurz, heftig: täglich 15 Tabletten Magnesium phosphoricum D6 Nr. 7 in heißem Wasser. Muskeln gut mit Magnesium-phosphoricum-Creme Nr. 7 massieren.
- Muskelkater: Mit Kalium-sulfuricum-Creme Nr. 6 kräftig massieren. Täglich 12 Tabletten Kalium sulfuricum D6 Nr. 6.
- Muskelzucken: täglich je 12 Tabletten Natrium chloratum D6 Nr. 8 und Silicea D12 Nr. 11. Betroffene Bereiche mit den entsprechenden Cremen massieren.
- Muskelriss: täglich 6–8-mal mit Calcium-fluoratum-Creme Nr. 1 und Ferrum-phosphoricum-Creme Nr. 3 eincremen. Täglich je 15 Tabletten Calcium fluoratum D12 Nr. 1 und Ferrum phosphoricum D12 Nr. 3.
- Überdehnung: Calcium-fluoratum-Creme Nr. 1, Ferrum-phosphoricum-Creme Nr. 3 und Siliceacreme Nr. 11 mischen und die betroffene Stelle damit öfter am Tag eincremen. Täglich je 15 Tabletten Calcium fluoratum D12 Nr. 1, Ferrum phosphoricum D12 Nr. 3 und Silicea D12 Nr. 11 einnehmen.

Nabelbruch

Mehrmals täglich mit Calcium-fluoratum-Creme Nr. 1 und Siliceacreme Nr. 11 eincremen.

Nachtschweiß

Vor dem Schlafengehen je 8 Tabletten Natrium chloratum D6 Nr. 8, Natrium phosphoricum D6 Nr. 9 und Silicea D12 Nr. 11 als Drink. Auf säurearme Ernährung achten, genügend Bewegung an der frischen Luft.

Nacken

- Schmerzen: täglich je 8 Tabletten Calcium phosphoricum D6 Nr. 2 und Ferrum phosphoricum D12 Nr. 3 sowie 3-mal täglich 8 Tabletten Magnesium phosphoricum D6 Nr. 7 in heißem Wasser. 2-mal täglich mit Gelenk- und Muskelcreme einreiben.
- Steifheit: täglich 3-mal je 10 Tabletten Calcium fluoratum D12 Nr. 1, Calcium phosphoricum D6 Nr. 2 und Magnesium phosphoricum D6 Nr. 7 in heißem Wasser. 2-mal täglich mit Gelenk- und Muskelcreme einreiben.
- Verspannung: Nacken und Schulterbereich öfter mit Gelenk- und Muskelcreme einreiben.

Nägel

- brüchig: täglich je 10 Tabletten Calcium fluoratum D12 Nr. 1 und Silicea D12 Nr. 11. Das Nagelbett mit den entsprechenden Cremen eincremen.
- eingewachsen: öfter mit Kalium-chloratum-Creme Nr. 4 und Siliceacreme Nr. 11 eincremen. Nachts Umschläge mit den beiden Cremen.

Nagelbett

- Entzündung: regelmäßig mit Ferrum-phosphoricum-Creme Nr. 3 und Siliceacreme Nr. 11 eincremen.
- chronische Entzündung: Calcium-fluoratum-Creme Nr. 1, Ferrum-phosphoricum-Creme Nr. 3 und Siliceacreme Nr. 11 mischen und Nagelbett fleißig damit eincremen, mit der Cremenmischung auch Umschläge machen. Hand- oder Fußbad mit Sanikelaufguss (Sanicula officinalis ist in der Apotheke erhältlich).

Narben

- Heilung fördernd: Ferrum-phosphoricum-Creme Nr. 3, Kalium-chloratum-Creme Nr. 4 und Siliceacreme Nr. 11 mischen und die Narbe damit eincremen. Täglich je 6 Tabletten Ferrum phosphoricum D12 Nr. 3, Kalium chloratum D6 Nr. 4 und Silicea D12 Nr. 11.
- Narbenpflege: regelmäßig mit Calcium-fluoratum-Creme Nr. 1 und Kalium-chloratum-Creme Nr. 4 eincremen.
- weich und zart erhaltend: regelmäßig und über einen langen Zeitraum mit Calcium-fluoratum-Creme Nr. 1 und Siliceacreme Nr. 11 eincremen.

Nasenbluten

Je 10 Tabletten Calcium phosphoricum D6 Nr. 2 und Kalium sulfuricum D6 Nr. 6 als Drink, wenn nötig wiederholen.

- bei Kindern: je 6 Tabletten Calcium phosphoricum D6 Nr. 2 und Ferrum phosphoricum D12 Nr. 3 als Drink, wenn nötig wiederholen. Tritt die Nasenblutung immer wieder auf, täglich 2-mal die Finger an die Schädelbasis legen und so lange halten, bis ein synchrones Pulsen in den Fingern spürbar ist.
- im Alter: täglich 6 Tabletten Calcium fluoratum D12 Nr. 1. Nasenbereich und Stirn 2-mal täglich mit der entsprechenden Creme eincremen.

Nebenhöhlen

- Entzündung: 3–6-mal täglich je 10 Tabletten Kalium chloratum D6 Nr. 4 und Kalium sulfuricum D6 Nr. 6 als Drink. Nasenbereich und Wangen mit den entsprechenden Cremen eincremen.
- Vereiterung: 3–6-mal täglich je 12 Tabletten Natrium phosphoricum D6 Nr. 9 und Silicea D12 Nr. 11 als Drink. Siliceacreme Nr. 11 auf Nase und Wangen auftragen. Löst sich die Eiterung, täglich zusätzlich 10 Tabletten Calcium sulfuricum D6 Nr. 12.

Nerven

- zur Stärkung: täglich 3-mal je 5 Tabletten Calcium phosphoricum D6 Nr. 2, Kalium phosphoricum D6 Nr. 5, Magnesium phosphoricum D6 Nr. 7 und Natrium phosphoricum D6 Nr. 9 in heißem Wasser. Schläfen und Stirn morgens und mittags mit Kalium-phosphoricum-Creme

Nr. 5 eincremen, Solarplexus (im Bereich des Oberbauchs) 2–3-mal täglich mit Magnesium-phosphoricum-Creme Nr. 7.

- gereizt, überempfindlich: täglich 8 Tabletten Silicea D12 Nr. 11.
- Schwäche durch Übersäuerung: täglich je 10 Tabletten Natrium phosphoricum D6 Nr. 9 und Silicea D12 Nr. 11.
- zur Beruhigung: täglich 3-mal je 8 Tabletten Calcium phosphoricum D6 Nr. 2 und Magnesium phosphoricum D6 Nr. 7 in heißem Wasser. Solarplexus 2-mal täglich mit Magnesium-phosphoricum-Creme Nr. 7 leicht eincremen.

Nervenschmerzen

- durch Überlastung: stündlich 8 Tabletten Kalium phosphoricum D6 Nr. 5 als Drink, wegen der anregenden Wirkung jedoch nur bis 17 Uhr einnehmen. Den schmerzenden Bereich mit Kalium-phosphoricum-Creme Nr. 5 einreiben.
- durch Stress: stündlich 10 Tabletten Magnesium phosphoricum D6 Nr. 7 in heißem Wasser. Die schmerzende Stelle mit Magnesium-phosphoricum-Creme Nr. 7 eincremen.

Nervenentzündung

5-mal täglich je 10 Tabletten Ferrum phosphoricum D12 Nr. 3 und Kalium phosphoricum D6 Nr. 5 als Drink. Die schmerzenden Stellen mit den entsprechenden Cremen zart eincremen.

- durch Übersäuerung: 5-mal täglich je 10 Tabletten Kalium phosphoricum D6 Nr. 5, Natrium phosphoricum D6 Nr. 9 und Silicea D12 Nr. 11 als Drink. Die schmerzenden Stellen mit Kalium-phosphoricum-Creme Nr. 5 und Natrium-phosphoricum-Creme Nr. 9 zart eincremen.

Nervosität

Täglich 10 Tabletten Calcium phosphoricum D6 Nr. 2 und 6 Tabletten Natrium chloratum D6 Nr. 8 sowie 3-mal täglich 8 Tabletten Magnesium phosphoricum D6 Nr. 7 in heißem Wasser. Den Solarplexus 2-mal täglich mit Magnesium-phosphoricum-Creme Nr. 7 leicht eincremen.

Nesselausschlag

Stündlich je 8 Tabletten Kalium chloratum D6 Nr. 4, Kalium phosphoricum D6 Nr. 5, Magnesium phosphoricum D6 Nr. 7, Natrium chloratum D6 Nr. 8 und Natrium sulfuricum D6 Nr. 10 in heißem Wasser. Waschungen oder Vollbad mit Hausbadesalz, anschließend mit Natrium-sulfuricum-Creme Nr. 10 eincremen.

Nieren

• Stärkung: je 8 Tabletten Kalium chloratum D6 Nr. 4, Natrium chloratum D6 Nr. 8 und Natrium sulfuricum D6 Nr. 10. Übung: 1–2-mal täglich mit wenig Mugwort-Blütenöl auf den Händen von den Rippenbögen der Wirbelsäule entlang mit sanftem Druck abwärts streichen und seitwärts nur zart berührend wieder zum Rippenbogen zurückkehren. Beim Abwärtsstreichen ausatmen, beim Aufwärtsstreichen einatmen. 36-mal wiederholen.

• Entzündung: 5-mal täglich je 12 Tabletten Kalium chloratum D6 Nr. 4 und Natrium sulfuricum D6 Nr. 10 in warmem Wasser.

• Kolik: halbstündlich je 12 Tabletten Calcium fluoratum D12 Nr. 1 und Magnesium phosphoricum D6 Nr. 7 in heißem Wasser. Oft feucht-heiße Tücher auflegen.

Niesen

• häufiges Niesen: täglich 12–15 Tabletten Ferrum phosphoricum D12 Nr. 3.

• krampfartig: täglich 5-mal 8 Tabletten Magnesium phosphoricum D6 Nr. 7 in heißem Wasser.

Ödem (Wasseransammlung)

Täglich 6 Tabletten Kalium chloratum D6 Nr. 4 und 15 Tabletten Natrium sulfuricum D6 Nr. 10.

• bei Herzleiden: zusätzlich noch je 8 Tabletten Calcium fluoratum D12 Nr. 1 und Silicea D12 Nr. 11.

Ohren

• Stärkung des Gehörs: täglich je 8 Tabletten Calcium fluoratum D12 Nr. 1 und Silicea D12 Nr. 11. Die entsprechenden Cremen um die Ohren auftragen.

- Gehörgang erweitert: Calcium-fluoratum-Creme Nr. 1 und Silicea-creme Nr. 11 um die Ohren und auch im Nacken einreiben.
- Geräuschempfindlichkeit: täglich 8 Tabletten Silicea D12 Nr. 11. Nacken und um die Ohren mit der entsprechenden Creme einreiben.
- Überdruck: täglich 10 Tabletten Natrium sulfuricum D6 Nr. 10.
- wie verstopft, öffnet sich plötzlich mit Knacken: täglich je 12 Tabletten Kalium chloratum D6 Nr. 4 und Silicea D12 Nr. 11. Die entsprechenden Cremen um die Ohren auftragen.

Ohrenerkrankungen

- als Folge von Grippe: täglich 3-mal 12 Tabletten Natrium sulfuricum D6 Nr. 10 in Wasser aufgelöst.
- Entzündung: täglich 5-mal je 6 Tabletten Ferrum phosphoricum D12 Nr. 3, Kalium chloratum D6 Nr. 4 und Kalium phosphoricum D6 Nr. 5 in warmem Wasser.
- Schwerhörigkeit: täglich je 8 Tabletten Calcium fluoratum D12 Nr. 1, Kalium chloratum D6 Nr. 4, Natrium chloratum D6 Nr. 8 und Natrium phosphoricum D6 Nr. 9. Calcium-fluoratum-Creme Nr. 1 um die Ohren auftragen.

Ohrenschmerzen

- blitzartig: täglich 3-mal je 15 Tabletten Magnesium phosphoricum D6 Nr. 7 und Natrium sulfuricum D6 Nr. 10 in heißem Wasser. Magnesium-phosphoricum-Creme Nr. 7 um die Ohren einreiben.
- mit Schwellung: täglich 5-mal 12 Tabletten Kalium chloratum D6 Nr. 4 in warmem Wasser.
- pulsierend: täglich 5-mal 12 Tabletten Ferrum phosphoricum D12 Nr. 3 in warmem Wasser.
- stechend, klopfend: täglich 3-mal je 12 Tabletten Ferrum phosphoricum D12 Nr. 3 und Magnesium phosphoricum D6 Nr. 7 in heißem Wasser. Magnesium-phosphoricum-Creme Nr. 7 um die Ohren auftragen.

Operationen

- Vorbereitung: 4 Wochen vor der Operation täglich je 10 Tabletten Ferrum phosphoricum D12 Nr. 3 und Kalium chloratum D6 Nr. 4.

- Nachbehandlung (Regeneration): täglich 3-mal je 8 Tabletten Calcium phosphoricum D6 Nr. 2, Ferrum phosphoricum D12 Nr. 3, Kalium chloratum D6 Nr. 4 und Natrium sulfuricum D6 Nr. 10 in warmem Wasser aufgelöst.

Osteoporose

Täglich je 10 Tabletten Calcium fluoratum D12 Nr. 1 und Calcium phosphoricum D6 Nr. 2 sowie täglich 3-mal 8 Tabletten Magnesium phosphoricum D6 Nr. 7 in heißem Wasser. 2-mal täglich Gelenk- und Muskelcreme einreiben. Wichtig: Auf genügend Calcium in der Nahrung achten oder ein Zusatzpräparat einnehmen. Für säurearme Ernährung, genügend Flüssigkeitsaufnahme sowie ausreichend körperliche Bewegung sorgen.

Pankreas (Bauchspeicheldrüse)

Zur Stärkung: täglich je 8 Tabletten Kalium sulfuricum D6 Nr. 6, Natrium sulfuricum D6 Nr. 10 und Calcium sulfuricum D6 Nr. 12.

Platzangst

Täglich je 10 Tabletten Calcium phosphoricum D6 Nr. 2 und Kalium phosphoricum D6 Nr. 5.

Polypen

Über lange Zeit täglich je 6 Tabletten Calcium phosphoricum D6 Nr. 2, Kalium chloratum D6 Nr. 4, Natrium phosphoricum D6 Nr. 9 und Silicea D12 Nr. 11.

- Nasenpolypen: täglich je 7 Tabletten Calcium phosphoricum D6 Nr. 2, Kalium chloratum D6 Nr. 4 und Natrium phosphoricum D6 Nr. 9. Die Nase mehrmals täglich mit Kalium-chloratum-Creme Nr. 4 eincremen.

Prellung

Täglich je 12 Tabletten Ferrum phosphoricum D12 Nr. 3 und Kalium chloratum D6 Nr. 4; wenn durch die Prellung ein Bluterguss entsteht, zusätzlich auch Silicea D12 Nr. 11. Auch die entsprechenden Cremen mehrmals täglich leicht auftragen.

Entsteht in der Folge eine Verhärtung: täglich 8 Tabletten Calcium fluoratum D12 Nr. 1. Mehrmals täglich Calcium-fluoratum-Creme Nr. 1 leicht auftragen.

Prostata

- vergrössert: über sehr lange Zeit möglichst regelmäßig täglich je 8 Tabletten Calcium fluoratum D12 Nr. 1, Natrium chloratum D6 Nr. 8 und Natrium sulfuricum D6 Nr. 10 sowie täglich 3-mal 8 Tabletten Magnesium phosphoricum D6 Nr. 7 in heißem Wasser einnehmen. Auf säurearme Ernährung und genügend Flüssigkeitsaufnahme achten.
- Selbstbehandlung bei vergrösserter Prostata:
1. Linke Hand auf die rechte Schulter und rechte Hand in die rechte Leiste.
2. Rechte Hand auf die linke Schulter und linke Hand in die linke Leiste
3. Beide Hände in die Leiste links und rechts neben dem Schambein.
Dabei jeweils warten, bis übereinstimmendes Pulsen in den Fingern beider Hände und dann noch 2–3 Minuten länger halten.

Psoriasis siehe Schuppenflechte

Puls

- erhöht: täglich 8 Tabletten Calcium phosphoricum D6 Nr. 2 sowie täglich 3-mal 6 Tabletten Magnesium phosphoricum D6 Nr. 7 in heißem Wasser.
- langsam: täglich je 7 Tabletten Kalium phosphoricum D6 Nr. 5 und Silicea D12 Nr. 11.
- schwach: täglich je 8 Tabletten Ferrum phosphoricum D12 Nr. 3 und Kalium phosphoricum D6 Nr. 5. Die Handkante von der Kleinfingerspitze bis zum Handgelenk mehrere Minuten langsam reiben, Ferrumphosphoricum- und Kalium-phosphoricum-Creme einreiben.

Quetschungen

- als erste Hilfe: 12 Tabletten Ferrum phosphoricum D12 Nr. 3 als Drink oder 2 Teelöffel Pulver in warmem Wasser aufgelöst 3-mal innerhalb der ersten Stunde einnehmen. Die Stelle mit Ferrum-phosphoricum-Creme Nr. 3 eincremen. Anschließend bis zur Ausheilung täglich 8 Tabletten Ferrum phosphoricum D12 Nr. 3.

- mit Bluterguss: zusätzlich zu den oben erwähnten Anwendungen noch täglich 10 Tabletten Silicea D12 Nr. 11. Siliceacreme Nr. 11 auftragen.
- mit Eiterung: täglich je 8 Tabletten Natrium phosphoricum D6 Nr. 9 und Silicea D12 Nr. 11. Mehrmals täglich Siliceacreme Nr. 11 auftragen.
- mit Schwellung: zusätzlich zu den Erste-Hilfe-Maßnahmen täglich je 12 Tabletten Kalium chloratum D6 Nr. 4.

Regeneration nach Krankheit
Täglich je 8 Tabletten Calcium phosphoricum D6 Nr. 2, Ferrum phosphoricum D12 Nr. 3, Kalium phosphoricum D6 Nr. 5 und Natrium chloratum D6 Nr. 8. Auf vitalstoffreiche Ernährung achten, genügend Flüssigkeit einnehmen.

Reisekrankheit
Täglich 8 Tabletten Natrium chloratum D6 Nr. 8 sowie täglich 2-mal 12 Tabletten Magnesium phosphoricum D6 Nr. 7 in heißem Wasser. Den Solarplexus (im Bereich des Oberbauchs) öfter mit Magnesium-phosphoricum-Creme Nr. 7 leicht eincremen.
- Reisetropfen: bewährte Blütenessenzmischung aus Scleranthus, Honeysuckle und Self-Heal, nach Bedarf immer wieder 3 Tropfen einnehmen (die Reisetropfen sind als Fertigmischung erhältlich, siehe Bezugsquelle Seite 144).

Reizbarkeit
Täglich je 6 Tabletten Calcium phosphoricum D6 Nr. 2, Kalium phosphoricum D6 Nr. 5, Natrium chloratum D6 Nr. 8 und Natrium phosphoricum D6 Nr. 9. Auf säurearme Ernährung achten, genügend ausgleichende Bewegung an der frischen Luft.
- aus Erschöpfung: täglich je 8 Tabletten Kalium phosphoricum D6 Nr. 5 und Natrium chloratum D6 Nr. 8 oder 3-mal täglich 1 Teelöffel Energiepulvermischung.
- bei Kindern: täglich je 5 Tabletten Calcium phosphoricum D6 Nr. 2, Natrium phosphoricum D6 Nr. 9 und Silicea D12 Nr. 11. Wenig Süßigkeiten, Fertignahrungsmittel mit Konservierungsstoffen meiden.

- durch Übersäuerung: täglich je 10 Tabletten Natrium phosphoricum D6 Nr. 9 und Silicea D12 Nr. 11. Genügend Flüssigkeit einnehmen und auf säurearme Ernährung achten.
- nervöse: täglich 3-mal 12 Tabletten Magnesium phosphoricum D6 Nr. 7 in heißem Wasser. 2-mal täglich den Solarplexus (im Bereich des Oberbauchs) mit Magnesium-phosphoricum-Creme Nr. 7 eincremen.

Rheumatismus

Wichtig: bei Rheumatismus ist besonders auf säurearme Ernährung und genügend Bewegung an der frischen Luft zu achten. Täglich mindestens 300 ml (3 dl) Wasser pro 10 kg Körpergewicht einnehmen. Zum Aufbau und zur Reinigung dienen dem Organismus nur sehr leichte Tees und Wasser ohne Kohlensäure. Kaffee und starker Tee verbrauchen Flüssigkeit. Suppen, Milch, Saucen und Fruchtsäfte sind Nahrungsmittel und zählen nicht zur Flüssigkeitszufuhr. ½ Stunde vor dem Essen und 1 Stunde nach dem Essen 1 Glas Wasser trinken, nicht während der Mahlzeiten trinken. Durch das Trinken während der Mahlzeiten werden die Verdauungssäfte im Magen zu stark verdünnt, und dadurch wird eine gute Verdauung behindert. Morgens als Erstes ¼–½ Liter kurz gekochtes Wasser schluckweise noch heiß trinken, um den Stoffwechsel in Schwung zu bringen und die Entschlackung zu fördern.

Bei allen rheumatischen Schmerzen 2–3-mal täglich die schmerzenden Bereiche mit Gelenk- und Muskelcreme eincremen.

- beginnend: täglich je 10 Tabletten Ferrum phosphoricum D12 Nr. 3 und Natrium phosphoricum D6 Nr. 9.
- mit Schwellung: täglich je 12 Tabletten Kalium chloratum D6 Nr. 4 und Natrium phosphoricum D6 Nr. 9.
- Schmerz abends verstärkt: abends je 10 Tabletten Kalium sulfuricum D6 Nr. 6 und Natrium phosphoricum D6 Nr. 9.
- Schmerzen stechend: täglich 3-mal 8 Tabletten Magnesium phosphoricum D6 Nr. 7 in heißem Wasser.
- zum Säureabbau: täglich je 10 Tabletten Natrium phosphoricum D6 Nr. 9, Natrium sulfuricum D6 Nr. 10 und Silicea D12 Nr. 11.

Röteln

Fachkundige Betreuung nötig.
Alle 2 Stunden 6 Tabletten Ferrum phosphoricum D12 Nr. 3 als Drink oder 1 Teelöffel Pulver in warmem Wasser.

- mit Fieber über 38,5 °C: stündlich je 6 Tabletten Kalium phosphoricum D6 Nr. 5 und Natrium chloratum D6 Nr. 8 oder je 1 Teelöffel Pulver in warmem Wasser aufgelöst.

Rückenschmerzen

Falls sich die Rückenschmerzen nach 3–4 Wochen Behandlung mit Schüssler-Mineralstoffen nicht lösen, ist eine Rückentherapie nach Dorn, Cranio-Sakral-Behandlung, Atlaslogie oder eine andere ähnliche Therapieform zu wählen.

- durch Erschlaffung der Bänder: täglich 6 Tabletten Calcium fluoratum D12 Nr. 1. Mehrmals täglich mit Calcium-fluoratum-Creme Nr. 1 eincremen.
- lähmend: täglich je 8 Tabletten Kalium phosphoricum D6 Nr. 5 und Natrium chloratum D6 Nr. 8. Mit Kalium-phosphoricum-Creme Nr. 5 eincremen.
- mit Fieber bis 38,5 °C: stündlich 8 Tabletten Ferrum phosphoricum D12 Nr. 3 als Drink. Mit Ferrum-phosphoricum-Creme Nr. 3 eincremen.
- durch Muskelzerrung: Rücken mehrmals täglich mit Calcium-fluoratum-Creme Nr. 1 und Ferrum-phosphoricum-Creme Nr. 3 eincremen.
- rheumatisch: täglich je 8 Tabletten Kalium sulfuricum D6 Nr. 6, Natrium phosphoricum D6 Nr. 9 und Silicea D12 Nr. 11. Den Rücken mit Gelenk- und Muskelcreme 2-mal täglich leicht einmassieren.

Rückgratverkrümmung (Lordose, Kyphose, Skoliose)

Der Wirbelsäule entlang sind viele seelische Ereignisse in den Muskeln gespeichert, was zu entsprechenden Belastungen führt. Bei Rückgratverkrümmung sind die Mineralstoffe nur eine Begleitmaßnahme, die eine Linderung bringen oder die Heilung unterstützen können. Wichtig ist eine von einer Fachperson durchgeführte Rückentherapie.

- allgemein unterstützend: über sehr lange Zeit täglich je 6 Tabletten Calcium fluoratum D12 Nr. 1, Calcium phosphoricum D6 Nr. 2, Kalium phosphoricum D6 Nr. 5 und Natrium chloratum D6 Nr. 8.
- bei heftigen Schmerzen: zusätzlich alle 2 Stunden 8 Tabletten Magnesium phosphoricum D6 Nr. 7 in heißem Wasser.

Säuglinge

Während der Stillzeit nimmt die Mutter die vom Baby benötigten Mineralstoffe ein. Die Babyhaut ist sehr aufnahmefähig, deshalb lassen sich Säuglinge sehr wirkungsvoll mit den Cremen behandeln.

- Blähungen, kolikartig: Bauch bei jedem Windelwechsel mit Magnesium-phosphoricum-Creme Nr. 7 eincremen.
- Durchfall, gelblich-grün: Bauch, Unterschenkel und Kreuzbeinbereich oft mit Natrium-sulfuricum-Creme Nr. 10 eincremen.
- Durchfall, goldgelb: Bauch, Unterschenkel und Kreuzbeinbereich oft mit Natrium-phosphoricum-Creme Nr. 9 eincremen.
- Erbrechen käsiger Masse: Bauch, Unterschenkel und Kreuzbeinbereich oft mit Natrium-phosphoricum-Creme Nr. 9 eincremen.
- Erbrechen unverdauter Milch: Bauch, Unterschenkel und Kreuzbeinbereich oft mit Ferrum-phosphoricum-Creme Nr. 3 eincremen.
- Impfbelastung: Leisten und Achselhöhlen 2–3-mal täglich mit Kalium-chloratum-Creme Nr. 4 eincremen.
- wunder Po: Johanniskrautöl gut in Ferrum-phosphoricum-Creme Nr. 3 und Natrium-chloratum-Creme Nr. 8 einrühren und den Po bei jedem Windelwechsel damit eincremen. Man kann auch die beiden Cremen und das Johanniskrautöl zusammenmischen.

Säureüberschuss

Täglich je 8 Tabletten Natrium chloratum D6 Nr. 8, Natrium phosphoricum D6 Nr. 9, Natrium sulfuricum D6 Nr. 10 und Silicea D12 Nr. 11. Auf säurearme Ernährung, genügend Flüssigkeitsaufnahme und Bewegung an der frischen Luft achten.

Scheide

- Pilz: täglich je 7 Tabletten Kalium chloratum D6 Nr. 4, Natrium phosphoricum D6 Nr. 9, Natrium sulfuricum D6 Nr. 10 und Silicea D12 Nr. 11. Um die Scheide 2-mal täglich mit Kalium-chloratum-Creme Nr. 4 und Siliceacreme Nr. 11 eincremen. Mit verdünntem Vita Biosa Scheidenspülungen durchführen.
- trocken: täglich 8 Tabletten Natrium chloratum D6 Nr. 8. Die Scheide mit Natrium-chloratum-Creme Nr. 8 eincremen.

Schilddrüse

- zur Stärkung: täglich je 6 Tabletten Calcium phosphoricum D6 Nr. 2, und Kalium jodatum D6 Nr. 15 sowie täglich 3-mal 8 Tabletten Magnesium phosphoricum D6 Nr. 7 in heißem Wasser.
- bei Schilddrüsenschwellung: täglich je 6 Tabletten Kalium chloratum D6 Nr. 4, Natrium phosphoricum D6 Nr. 9 und Kalium jodatum D6 Nr. 15 sowie täglich 3-mal 8 Tabletten Magnesium phosphoricum D6 Nr. 7 in heißem Wasser.
- Überfunktion: täglich je 6 Tabletten Kalium bromatum D6 Nr. 14 und Kalium jodatum D6 Nr. 15 sowie täglich 3-mal 8 Tabletten Magnesium phosphoricum D6 Nr. 7 in heißem Wasser.
- Unterfunktion: täglich 6 Tabletten Kalium jodatum D6 Nr. 15 sowie täglich 3-mal 8 Tabletten Magnesium phosphoricum D6 Nr. 7 in heißem Wasser.

Schlaf

- Einschlafstörungen: täglich 3-mal 8 Tabletten Magnesium phosphoricum D6 Nr. 7 in heißem Wasser. Den Solarplexus (im Bereich des Oberbauchs) mit Magnesium-phosphoricum-Creme Nr. 7 leicht eincremen.
- Erwachen nach Mitternacht: vor dem Schlafengehen 6 Tabletten Calcium phosphoricum D6 Nr. 2.
- Schlafkrankheit: täglich je 10 Tabletten Kalium phosphoricum D6 Nr. 5 und Natrium chloratum D6 Nr. 8. Schläfen, Stirn und Nacken mit Kalium-phosphoricum-Creme Nr. 5 eincremen.
- Schlafstörungen: täglich je 8 Tabletten Calcium phosphoricum D6 Nr. 2 und Silicea D12 Nr. 11. Vor dem Schlafengehen 3 Tropfen Blütenessenzenmischung mit Chamomille, Dill und White Chestnut einnehmen.
- unruhig: vor dem Schlafengehen 5 Tabletten Silicea D12 Nr. 11.
- Zuckungen im Schlaf: vor dem Schlafengehen 8 Tabletten Silicea D12 Nr. 11. Zuckende Bereiche vor dem Schlafengehen mit Siliceacreme Nr. 11 eincremen.

Schlaflosigkeit

Vor dem Schlafengehen je 8 Tabletten Calcium phosphoricum D6 Nr. 2 und Magnesium phosphoricum D6 Nr. 7 in heißem Wasser. Die Füße vor dem Schlafengehen mit Calcium-phosphoricum-Creme Nr. 2 eincremen.

- bei innerer Unruhe: vor dem Schlafengehen je 8 Tabletten Magnesium phosphoricum D6 Nr. 7 und Natrium chloratum D6 Nr. 8 in heißem Wasser. Den Solarplexus vor dem Schlafengehen mit Magnesium-phosphoricum-Creme Nr. 7 eincremen.
- durch gereizte Nerven: vor dem Schlafengehen je 6 Tabletten Calcium phosphoricum D6 Nr. 2, Natrium phosphoricum D6 Nr. 9 und Silicea D12 Nr. 11 in wenig warmem Wasser.
- durch Übersäuerung: täglich je 8 Tabletten Natrium phosphoricum D6 Nr. 9 und Silicea D12 Nr. 11.
- mit Kribbeln, Taubheitsgefühl: vor dem Schlafengehen entsprechende Körperteile mit Calcium-phosphoricum-Creme Nr. 2 ausgiebig eincremen.
- mit Nachtschweiß: vor dem Schlafengehen je 10 Tabletten Natrium phosphoricum D6 Nr. 9 und Silicea D12 Nr. 11 in warmem Wasser.
- Zerschlagenheit am Morgen: vor dem Frühstück je 6 Tabletten Kalium phosphoricum D6 Nr. 5 und Silicea D12 Nr. 11 als Drink.

Schleimhäute
- Entzündung: täglich je 10 Tabletten Ferrum phosphoricum D12 Nr. 3 und Kalium chloratum D6 Nr. 4.
- ätzend: täglich je 6 Tabletten Calcium fluoratum D12 Nr. 1 und Calcium sulfuricum D6 Nr. 12.
- trocken: täglich je 8 Tabletten Kalium sulfuricum D6 Nr. 6, Natrium chloratum D6 Nr. 8 und Natrium phosphoricum D6 Nr. 9.
- Schleimhautkatarrh: täglich 10 Tabletten Calcium sulfuricum D6 Nr. 12.

Schluckauf
Täglich je 8 Tabletten Calcium phosphoricum D6 Nr. 2 und Magnesium phosphoricum D6 Nr. 7 in heißem Wasser. Calcium-phosphoricum-Creme Nr. 2 und Magnesium-phosphoricum-Creme Nr. 7 hinter den Ohren auftragen.

Schluckbeschwerden
Täglich je 8 Tabletten Ferrum phosphoricum D12 Nr. 3 und Kalium chloratum D6 Nr. 4, bei akuten Beschwerden stündlich je 10 Tabletten als Drink. Den Hals mit Ferrum-phosphoricum-Creme Nr. 3 eincremen.

Schmerzen

Je nach Schmerzart ist der entsprechende Mineralstoff auszuwählen. Bei Unsicherheit können auch mehrere Mineralstoffe zu einem Drink gemischt werden. Bei akuten Schmerzzuständen können jede Viertelstunde je 8 Tabletten als Drink eingenommen werden. Zusätzlich kann die schmerzende Stelle mit den entsprechenden Cremen behandelt werden.

- am Haarboden: Ferrum phosphoricum D12 Nr. 3 und Silicea D12 Nr. 11.
- Anfälle mit großer Schwäche: Kalium phosphoricum D6 Nr. 5.
- ätzend, brennend: Calcium fluoratum D12 Nr. 1 und Natrium chloratum D6 Nr. 8.
- bei Beginn der Bewegung: Kalium phosphoricum D6 Nr. 5.
- bei blutendem Zahnfleisch: Kalium phosphoricum D6 Nr. 5.
- bei unterdrücktem Fußschweiß: Silicea D12 Nr. 11.
- beim Aufstoßen, Rülpsen: Magnesium phosphoricum D6 Nr. 7.
- blitzartig im Nacken, am Scheitel: Magnesium phosphoricum D6 Nr. 7 und Silicea D12 Nr. 11.
- Blutandrang zum Kopf: Ferrum phosphoricum D12 Nr. 3.
- brennend: Natrium chloratum D6 Nr. 8, Natrium phosphoricum D6 Nr. 9, Silicea D12 Nr. 11.
- brennend über den Nieren: Natrium phosphoricum D6 Nr. 9, Natrium sulfuricum D6 Nr. 10.
- dem Lauf der Nerven folgend: Magnesium phosphoricum D6 Nr. 7.
- an losen Zähnen: Calcium fluoratum D12 Nr. 1
- stärker bei Bewegung: Ferrum phosphoricum D12 Nr. 3. Vor Aktivitäten eincremen.
- dumpf, quälend, periodisch: Natrium phosphoricum D6 Nr. 9.
- dumpf, reißend: Natrium phosphoricum D6 Nr. 9.
- durch Bewegung des Kopfes: Ferrum phosphoricum D12 Nr. 3 und Natrium phosphoricum D6 Nr. 9.
- durch feuchtes Klima: Natrium sulfuricum D6 Nr. 10.
- durch Geräusche: Silicea D12 Nr. 11.
- geringe neuralgische: Kalium phosphoricum D6 Nr. 5 und Calcium sulfuricum D6 Nr. 12.
- in den Fersen: Calcium fluoratum D12 Nr. 1 und Natrium sulfuricum D6 Nr. 10.
- in den Lenden: Silicea D12 Nr. 11.

- in den Nasenknochen: Natrium chloratum D6 Nr. 8.
- in der Brust an den letzten Rippen: Natrium sulfuricum D6 Nr. 10.
- in Ruhe: Calcium phosphoricum D6 Nr. 2 und Magnesium phosphoricum D6 Nr. 7.
- jede Nacht: Magnesium phosphoricum D6 Nr. 7.
- klopfend, pochend: Ferrum phosphoricum D12 Nr. 3.
- klopfend in den Schläfen: Ferrum phosphoricum D12 Nr. 3, Natrium phosphoricum D6 Nr. 9 und Silicea D12 Nr. 11.
- krampfartig, stechend: Magnesium phosphoricum D6 Nr. 7.
- lähmend: Kalium phosphoricum D6 Nr. 5 und Natrium chloratum D6 Nr. 8.
- Linderung durch Bewegung: Kalium phosphoricum D6 Nr. 5 und Magnesium phosphoricum D6 Nr. 7.
- Linderung durch Druck: Magnesium phosphoricum D6 Nr. 7.
- Linderung durch Kälte: Ferrum phosphoricum D12 Nr. 3.
- Linderung durch Wärme: Magnesium phosphoricum D6 Nr. 7, Natrium phosphoricum D6 Nr. 9, Silicea D12 Nr. 11.
- Linderung in der Ruhe: Ferrum phosphoricum D12 Nr. 3.
- Linderung in kühler Luft: Kalium sulfuricum D6 Nr. 6.
- mit Blässe, Weinerlichkeit: Kalium phosphoricum D6 Nr. 5 und Natrium chloratum D6 Nr. 8.
- mit Bläschen am After: Natrium chloratum D6 Nr. 8.
- mit Druck in der Augenhöhle: Natrium sulfuricum D6 Nr. 10 und Silicea D12 Nr. 11.
- mit Druck im Kopf: Ferrum phosphoricum D12 Nr. 3.
- mit Fußschweiß: Silicea D12 Nr. 11.
- mit Hitze, Rötung: Ferrum phosphoricum D12 Nr. 3.
- mit Knötchen am Kopf: Calcium fluoratum D12 Nr. 1 und Silicea D12 Nr. 11.
- mit Lähmungsgefühl: Kalium phosphoricum D6 Nr. 5.
- mit Lippenbläschen: Natrium chloratum D6 Nr. 8 und Natrium sulfuricum D6 Nr. 10.
- mit Lippenbläschen durch Stress: Magnesium phosphoricum D6 Nr. 7.
- mit nachfolgender Schwäche: Kalium phosphoricum D6 Nr. 5.
- mit schweren Beinen: Kalium sulfuricum D6 Nr. 6 und Natrium sulfuricum D6 Nr. 10.

- mit Taubheitsgefühl: Calcium phosphoricum D6 Nr. 2.
- mit Tränen, Speichelfluss: Natrium chloratum D6 Nr. 8.
- mit Überempfindlichkeit: Kalium phosphoricum D6 Nr. 5 und Silicea D12 Nr. 11.
- pulsierend: Calcium phosphoricum D6 Nr. 2 und Ferrum phosphoricum D12 Nr. 3.
- rasch wechselnd: Magnesium phosphoricum D6 Nr. 7.
- reißend, ausstrahlend: Natrium chloratum D6 Nr. 8.
- schießend, stechend: Magnesium phosphoricum D6 Nr. 7.
- schneidend: Magnesium phosphoricum D6 Nr. 7 und Natrium sulfuricum D6 Nr. 10.
- stark bei leerem Magen: Magnesium phosphoricum D6 Nr. 7.
- stärker am Abend: Kalium sulfuricum D6 Nr. 6.
- stärker bei kalter Luft: Silicea D12 Nr. 11.
- stärker durch Anstrengung: Ferrum phosphoricum D12 Nr. 3 und Kalium phosphoricum D6 Nr. 5.
- stärker durch leichte Berührung: Magnesium phosphoricum D6 Nr. 7.
- stärker in warmen Räumen: Kalium sulfuricum D6 Nr. 6.
- stärker in feuchten Räumen: Natrium sulfuricum D6 Nr. 10.
- stärker nachts in Ruhe: Calcium phosphoricum D6 Nr. 2.
- vom Nacken zum Hinterkopf: Natrium chloratum D6 Nr. 8.
- von den Ohren zu den Zähnen: Natrium chloratum D6 Nr. 8.
- wandernd, ziehend: Magnesium phosphoricum D6 Nr. 7.

Schnupfen

Täglich 15 Tabletten Ferrum phosphoricum D12 Nr. 3. Nase mit der entsprechenden Creme einreiben.

- Geschmacksverlust: täglich 10 Tabletten Natrium chloratum D6 Nr. 8.
- Geruchsverlust: täglich 15 Tabletten Natrium sulfuricum D6 Nr. 10.
- mit Fieber bis 38,5 °C: stündlich 8 Tabletten Ferrum phosphoricum D12 Nr. 3.
- mit heißer Stirn: oft Ferrum-phosphoricum-Creme Nr. 3 auftragen.
- stockend: stündlich 8 Tabletten Kalium chloratum D6 Nr. 4 als Drink. Nase und Hals mit der entsprechenden Creme eincremen.
- Verlangen nach frischer Luft: täglich 12 Tabletten Kalium sulfuricum D6 Nr. 6.

Schock

15 Tabletten Calcium phosphoricum D6 Nr. 2 als Drink. Falls keine Flüssigkeit eingenommen werden kann, im Nacken und auf den Solarplexus (im Bereich des Oberbauchs) Calcium-phosphoricum-Creme Nr. 2 auftragen.

Schrunden

Täglich je 6 Tabletten Calcium fluoratum D12 Nr. 1, Natrium chloratum D6 Nr. 8 und Silicea D12 Nr. 11. Über längere Zeit morgens und abends Calcium-fluoratum-Creme Nr. 1 leicht einmassieren.

Schuppen

Täglich je 6 Tabletten Kalium sulfuricum D6 Nr. 6 und Natrium chloratum D6 Nr. 8. Bei Kopfhautschuppen zur Haarpflege Silicea-Shampoo.

Schuppenflechte

Täglich 3-mal je 8 Tabletten Kalium sulfuricum D6 Nr. 6 und Magnesium phosphoricum D6 Nr. 7 in heißem Wasser. Kalium-sulfuricum-Creme Nr. 6 auftragen.

- bei entzündeter Haut: zusätzlich täglich 12 Tabletten Ferrum phosphoricum D12 Nr. 3. Auf die betroffenen Hautbereiche Ferrum-phosphoricum-Creme Nr. 3 auftragen.
- mit rissiger Haut: täglich 10 Tabletten Calcium fluoratum D12 Nr. 1. Täglich mehrmals Calcium-fluoratum-Creme Nr. 1 auftragen.

Schüttelfrost

Je 12 Tabletten Ferrum phosphoricum D12 Nr. 3, Kalium phosphoricum D6 Nr. 5 und Natrium sulfuricum D6 Nr. 10 als Drink.

- durch Übersäuerung: je 12 Tabletten Natrium phosphoricum D6 Nr. 9 und Silicea D12 Nr. 11 als Drink.
- krampfartig: täglich 3-mal 15 Tabletten Magnesium phosphoricum D6 Nr. 7 in heißem Wasser. Magnesium-phosphoricum-Creme Nr. 7 auf den Solarplexus (im Bereich des Oberbauchs) auftragen.

Schwächezustand

Täglich 8 Tabletten Kalium phosphoricum D6 Nr. 5. Die entsprechende Creme auf Schläfen, Nacken und hinter den Ohren auftragen.

Schwangerschaft

Optimal ist die Abstimmung der Mineralstoffzusammensetzung durch einen Antlitzdiagnostiker. Calcium-fluoratum-Creme Nr. 1 kann von Beginn der Schwangerschaft an zur Pflege des Bauches eingesetzt werden; dadurch kann sich das Gewebe ausdehnen und behält dennoch die Spannkraft; Schwangerschaftsstreifen werden vermieden.

- Allgemein hat sich für die Schwangere folgende Mischung bewährt: täglich 5 Tabletten Calcium fluoratum D12 Nr. 1, täglich 8 Tabletten Calcium phosphoricum D6 Nr. 2 sowie täglich 3-mal 8 Tabletten Magnesium phosphoricum D6 Nr. 7 in heißem Wasser.

- Schwangerschaftserbrechen: täglich 3-mal je 8 Tabletten Calcium phosphoricum D6 Nr. 2, Ferrum phosphoricum D12 Nr. 3, Kalium chloratum D6 Nr. 4 und Magnesium phosphoricum D6 Nr. 7 in heißem Wasser. Kann der Drink nicht eingenommen werden, die entsprechenden Cremen mischen und täglich 3-mal auf Bauch und Solarplexus (im Bereich des Oberbauchs) auftragen. Abgestimmte Blütenessenzenmischung nehmen.

- Sodbrennen: täglich je 8 Tabletten Natrium chloratum D6 Nr. 8 und Natrium phosphoricum D6 Nr. 9.

- zur Stärkung des Gewebes und der Bänder: Calcium-fluoratum-Creme Nr. 1 und Siliceacreme Nr. 11.

- zur Stärkung allgemein: Drink für werdende Mütter (siehe Seite 42).

Schweiß

Schwitzen sollte als wertvoller Regelmechanismus des Körpers grundsätzlich nicht unterdrückt werden; es sind vielmehr die Ursachen zu behandeln. Häufig liegt eine Übersäuerung vor, es wird zu wenig Flüssigkeit eingenommen, oder die Nieren sind in ihrer Funktion eingeschränkt. Hilfreich sind z. B. ausleitende Bäder, Wechselduschen, Dauerbrause oder andere ausleitende Massnahmen.

- ätzend: täglich je 8 Tabletten Calcium fluoratum D12 Nr. 1 und Natrium chloratum D6 Nr. 8.

- Drüsenüber-/-unterfunktion: täglich 8 Tabletten Natrium chloratum D6 Nr. 8 sowie täglich 3-mal 8 Tabletten Magnesium phosphoricum D6 Nr. 7 in heißem Wasser.

- fettig: täglich 8 Tabletten Natrium phosphoricum D6 Nr. 9. Natrium-phosphoricum-Creme Nr. 9.

- fördernd: täglich je 6 Tabletten Natrium chloratum D6 Nr. 8 und Silicea D12 Nr. 11.
- geruchlos: täglich 8 Tabletten Calcium phosphoricum D6 Nr. 2.
- nachts: vor dem Schlafengehen je 10 Tabletten Natrium chloratum D6 Nr. 8, Natrium phosphoricum D6 Nr. 9 und Silicea D12 Nr. 11 als Drink.
- Regulierung: täglich 8 Tabletten Silicea D12 Nr. 11.
- Schweißbildung ungenügend: täglich je 6 Tabletten Natrium chloratum D6 Nr. 8 und Silicea D12 Nr. 11.
- Schwitzen im Kopfhaarbereich: täglich 8 Tabletten Calcium phosphoricum D6 Nr. 2.
- leicht ins Schwitzen kommend: täglich je 6 Tabletten Ferrum phosphoricum D12 Nr. 3 und Natrium chloratum D6 Nr. 8.

Schwellungen

Täglich 8 Tabletten Kalium chloratum D6 Nr. 4. Mehrmals täglich Kalium-chloratum-Creme Nr. 4 auftragen.

- bei Venenentzündung: täglich je 10 Tabletten Calcium fluoratum D12 Nr. 1, Ferrum phosphoricum D12 Nr. 3, Kalium sulfuricum D6 Nr. 6 und Silicea D12 Nr. 11. Ferrum-phosphoricum-Creme Nr. 3 und Kalium-sulfuricum-Creme Nr. 6 leicht auftragen – nicht einreiben oder massieren!
- Schilddrüsenschwellung: täglich je 6 Tabletten Kalium chloratum D6 Nr. 4, Natrium phosphoricum D6 Nr. 9 und Kalium jodatum D6 Nr. 15 sowie täglich 3-mal 8 Tabletten Magnesium phosphoricum D6 Nr. 7 in heißem Wasser. Den Hals mehrmals täglich mit Kalium-chloratum-Creme Nr. 4 eincremen.
- Unterzungendrüsenschwellung: täglich je 8 Tabletten Kalium chloratum D6 Nr. 4 und Natrium chloratum D6 Nr. 8 als Drink; mit jedem kleinen Schluck den Mund gut spülen. Den Hals mehrmals täglich mit Kalium-chloratum-Creme Nr. 4 eincremen.
- verhärtend: täglich je 6 Tabletten Calcium fluoratum D12 Nr. 1 und Natrium phosphoricum D6 Nr. 9 sowie täglich 3-mal 8 Tabletten Magnesium phosphoricum D6 Nr. 7 in heißem Wasser.

Schweregefühl

- im Kopf: täglich je 8 Tabletten Ferrum phosphoricum D12 Nr. 3 und Kalium sulfuricum D6 Nr. 6.

- in den Beinen: täglich je 8 Tabletten Kalium sulfuricum D6 Nr. 6 und Natrium sulfuricum D6 Nr. 10. Die Beine täglich 2-mal mit Kalium-sulfuricum-Creme Nr. 6 eincremen.

Schwielen
Calcium-fluoratum-Creme Nr. 1 zur täglichen Pflege einsetzen.

Schwindel
Reiben Sie die Handkante von der kleinen Fingerspitze bis zum Hand-gelenk mehrere Minuten lang, das löst oft schon den Schwindel. Kann mehrmals täglich wiederholt werden.
Je 8 Tabletten Calcium fluoratum D12 Nr. 1, Ferrum phosphoricum D12 Nr. 3 und Kalium chloratum D6 Nr. 4 als Drink, wenn nötig alle 2 Stunden wiederholen.

- bei Blutarmut: täglich je 12 Tabletten Calcium phosphoricum D6 Nr. 2 und Natrium chloratum D6 Nr. 8. Nacken und Hals seitlich mit den entsprechenden Cremen eincremen.
- bei Schwächezuständen: 3-mal täglich je 8 Tabletten Kalium phos-phoricum D6 Nr. 5, Natrium chloratum D6 Nr. 8 und Magnesium phosphoricum D6 Nr. 7 in heißem Wasser. Nacken, Hals und Solar-plexus (im Bereich des Oberbauchs) mit Kalium-phosphoricum-Creme Nr. 5 und Natrium-chloratum-Creme Nr. 8 eincremen.
- Drehschwindel: stündlich 8 Tabletten Kalium phosphoricum D6 Nr. 5 als Drink, wegen der anregenden Wirkung Einnahme nur bis 17 Uhr. Auf Schläfen, Nacken und Hals Kalium-phosphoricum-Creme Nr. 5 auftragen.
- mit Schweißausbruch: zusätzlich zu den erstgenannten Mineralstof-fen noch 8 Tabletten Silicea D12 Nr. 11.
- nach schweren Krankheiten: zum Kraftaufbau 3-mal täglich je 8 Ta-bletten Calcium phosphoricum D6 Nr. 2, Kalium phosphoricum D6 Nr. 5 und Natrium chloratum D6 Nr. 8 als Drink. Die entsprechenden Cremen auf Schläfen, Nacken, Hals und Solarplexus auftragen.

Sehnen
- zur Stärkung: 2-mal täglich mit Calcium-fluoratum-Creme Nr. 1 und Siliceacreme Nr. 11 eincremen.

- bei Verhärtung: mehrmals täglich Calcium-fluoratum-Creme Nr. 1 einmassieren.
- Schmerz: täglich 3-mal je 8 Tabletten Calcium fluoratum D12 Nr. 1, Natrium phosphoricum D6 Nr. 9 und Silicea D12 Nr. 11 als Drink. Eine Mischung der drei entsprechenden Cremen häufig auftragen.
- Sehnenverkürzung: täglich je 8 Tabletten Calcium fluoratum D12 Nr. 1, Natrium chloratum D6 Nr. 8 und Silicea D12 Nr. 11. Die entsprechenden Cremen mehrmals täglich einreiben.

Sehnenscheidenentzündung

Täglich je 12 Tabletten Calcium fluoratum D12 Nr. 1, Ferrum phosphoricum D12 Nr. 3, Kalium chloratum D6 Nr. 4, Natrium phosphoricum D6 Nr. 9 und Silicea D12 Nr. 11. Häufig Calcium-fluoratum-Creme Nr. 1, Ferrum-phosphoricum-Creme Nr. 3 und Natrium-phosphoricum-Creme Nr. 9 auftragen und nachts einen Cremenumschlag machen.

Sexualbedürfnis

- gestört: abends 8 Tabletten Kalium sulfuricum D6 Nr. 6.
- verstärkt: täglich 8 Tabletten Calcium phosphoricum D6 Nr. 2.

Sinusitis siehe Nebenhöhlen

Sodbrennen

Täglich je 10 Tabletten Natrium phosphoricum D6 Nr. 9 und Natrium sulfuricum D6 Nr. 10. Auf säurearme Nahrung und genügend Flüssigkeitsaufnahme achten, Stresssituationen möglichst meiden.

- Aufstoßen von Speisen: täglich 8 Tabletten Ferrum phosphoricum D12 Nr. 3.
- mit bitterem Geschmack: täglich 10 Tabletten Natrium sulfuricum D6 Nr. 10.
- mit Magenkrämpfen: täglich 15 Tabletten Magnesium phosphoricum D6 Nr. 7 in heißem Wasser. Auf den Oberbauch Magnesium-phosphoricum-Creme Nr. 7 auftragen.

Sonnenbrand

Täglich 15 Tabletten Natrium chloratum D6 Nr. 8. Oft Natrium-chloratum-Creme Nr. 8 oder Prunella-Mineralstoffcreme leicht auftragen. Verstärkt Flüssigkeit einnehmen.

Sonnenallergie

- Vorbeugung: täglich 8 Tabletten Calcium phosphoricum D6 Nr. 2.
- in Akutsituationen: stündlich 8 Tabletten Calcium phosphoricum D6 Nr. 2 als Drink. Mehrmals täglich Calcium-phosphoricum-Creme Nr. 2 und Natrium-chloratum-Creme Nr. 8 auftragen.

Speichelfluss

- zu viel oder zu wenig: täglich 10 Tabletten Natrium chloratum D6 Nr. 8. Stark salzhaltige Speisen meiden und genügend Flüssigkeit einnehmen.

Speiseröhre

- Entzündung: täglich 5-mal je 8 Tabletten Ferrum phosphoricum D12 Nr. 3 und Kalium chloratum D6 Nr. 4 als Drink. Mehrmals täglich den Hals mit den entsprechenden Cremen eincremen.
- Krampf: Den Hals alle 10 Minuten mit Kalium-phosphoricum-Creme Nr. 5 und Magnesium-phosphoricum-Creme Nr. 7 eincremen.
- Verengung: täglich je 8 Tabletten Calcium fluoratum D12 Nr. 1 und Silicea D12 Nr. 11. Täglich mehrmals den Hals mit den entsprechenden Cremen leicht einreiben.

Sport

Zu der speziell für die Bedürfnisse der Sportler entwickelten Pulvermischung siehe Seite 43 (Bezugsquelle Seite 144). Empfehlung: Zu jeder Trainingseinheit und zu Wettkämpfen 3–4 Teelöffel Pulvermischung in Wasser aufgelöst einnehmen. Bei Langzeitsportarten wird der Drink während des Trainings oder Wettkampfs, bei kurzen Einsätzen ca. 10 Minuten vorher eingenommen.

Die vier Mineralstoffe können auch einzeln bezogen und individuell abgestimmt gemischt werden.

Folgende Mineralstoffe haben sich für Sportler bewährt: Ferrum phosphoricum D12 Nr. 3, Kalium phosphoricum D6 Nr. 5, Magnesium phosphoricum D6 Nr. 7 und Natrium phosphoricum D6 Nr. 9.

Steinbildung

Täglich 3-mal je 6 Tabletten Calcium phosphoricum D6 Nr. 2, Magnesium phosphoricum D6 Nr. 7 und Natrium phosphoricum D6 Nr. 9 in heißem Wasser. Wichtig: Auf säurearme Ernährung und genügend Flüssigkeit achten.

Stillen

Täglich 3-mal je 8 Tabletten Calcium phosphoricum D6 Nr. 2, Ferrum phosphoricum D12 Nr. 3 und Natrium chloratum D6 Nr. 8 als Drink. Nach dem Stillen die Brüste mit Calcium-fluoratum-Creme Nr. 1 und Kalium-chloratum-Creme Nr. 4 eincremen. Auf genügend Flüssigkeitsaufnahme und vitalstoffreiche Ernährung achten.

- Abstillen: täglich 12 Tabletten Natrium sulfuricum D6 Nr. 10. Die Brüste häufig mit Natrium-sulfuricum-Creme Nr. 10 eincremen.
- Knoten, Stauungen: täglich 3-mal je 8 Tabletten Kalium chloratum D6 Nr. 4 und Magnesium phosphoricum D6 Nr. 7 in heißem Wasser. Die Brüste mehrmals täglich mit Calcium-fluoratum-Creme Nr. 1 und Kalium-chloratum-Creme Nr. 4 eincremen.
- Förderung der Milchbildung: täglich 3-mal je 8 Tabletten Calcium phosphoricum D6 Nr. 2, Kalium chloratum D6 Nr. 4 und Natrium chloratum D6 Nr. 8 als Drink. Nach jedem Stillen Mugwort-Blütenöl auf die Brüste auftragen.
- rissige Brustwarzen: Brustpflege mit Calcium-fluoratum-Creme Nr. 1.

Stimme

- rauh und heiser: mehrmals täglich je 10 Tabletten Calcium phosphoricum D6 Nr. 2 und Natrium chloratum D6 Nr. 8 als Drink. Den Hals öfter mit Ferrum-phosphoricum-Creme Nr. 3 und Kalium-chloratum-Creme Nr. 4 eincremen.
- Stimmverlust: mehrmals täglich 8 Tabletten Kalium phosphoricum D6 Nr. 5 als Drink, wegen der anregenden Wirkung nicht nach 17 Uhr einnehmen. Übung: Hände überkreuzt auf die Oberarme legen und ein übereinstimmendes Pulsen in den Händen abwarten; die Übung mehrmals täglich durchführen.

Stoffwechselstörung

Täglich je 8 Tabletten Ferrum phosphoricum D12 Nr. 3, Kalium sulfuricum D6 Nr. 6, Natrium sulfuricum D6 Nr. 10 und Calcium sulfuricum D6 Nr. 12. Regelmäßig den Bauch mit Ferrum-phosphoricum-Creme Nr. 3 und Kalium-sulfuricum-Creme Nr. 6 eincremen. Oft ist auch ein bakterieller Darmaufbau (unter fachkundiger Begleitung) nötig.

- Fettstoffwechselstörung: täglich 10 Tabletten Natrium phosphoricum D6 Nr. 9.

Stuhl

- dünn: täglich 6 Tabletten Calcium phosphoricum D6 Nr. 2.
- grün: täglich je 8 Tabletten Calcium phosphoricum D6 Nr. 2 und Natrium sulfuricum D6 Nr. 10.
- mit Schleim überzogen: täglich 8 Tabletten Natrium chloratum D6 Nr. 8.
- unverdaute Speisen: täglich je 8 Tabletten Calcium phosphoricum D6 Nr. 2 und Ferrum phosphoricum D12 Nr. 3. Den Bauch 2-mal täglich mit den entsprechenden Cremen eincremen.
- wässrig, spritzend: täglich 10 Tabletten Natrium sulfuricum D6 Nr. 10. Den Kreuzbeinbereich mit der entsprechenden Creme eincremen.

Stuhlverstopfung

Verstopfung kann vielerlei Ursachen haben. Oft wird zu wenig Flüssigkeit getrunken, dadurch trocknet der Darminhalt aus und die Entleerung ist erschwert. Stuhlgang sollte mindestens einmal täglich möglich sein. Dauert die Verstopfung länger als 2 Tage, kann mit einem Einlauf eine Darmentleerung angeregt werden. Auch Behandlungen, die helfen, Energiestauungen zu lösen, können die regelmäßige Darmentleerung unterstützen.

- Allgemein förderlich für die Darmtätigkeit ist folgende Mineralstoffkombination: täglich je 8 Tabletten Ferrum phosphoricum D12 Nr. 3, Natrium chloratum D6 Nr. 8, Natrium phosphoricum D6 Nr. 9 und Natrium sulfuricum D6 Nr. 10 sowie täglich 3-mal 8 Tabletten Magnesium phosphoricum D6 Nr. 7 in heißem Wasser. Es kann auch mit den entsprechenden Cremen der Bauch massiert werden.
- Anregung der Peristaltik: täglich 3-mal je 8 Tabletten Ferrum phosphoricum D12 Nr. 3 und Magnesium phosphoricum D6 Nr. 7 in heißem Wasser.
- aufgrund Darmerschlaffung: täglich 10 Tabletten Calcium fluoratum D12 Nr. 1.
- bei Kindern krampfartig: täglich 3-mal 6 Tabletten Magnesium phosphoricum D6 Nr. 7 in heißem Wasser. Bauchmassage mit Magnesium-phosphoricum-Creme Nr. 7.

- bei Übersäuerung: täglich je 10 Tabletten Ferrum phosphoricum D12 Nr. 3, Natrium phosphoricum D6 Nr. 9 und Natrium sulfuricum D6 Nr. 10. Auf säurearme Ernährung achten.
- chronisch: täglich je 8 Tabletten Kalium sulfuricum D6 Nr. 6, Natrium chloratum D6 Nr. 8 und Natrium sulfuricum D6 Nr. 10 sowie täglich 3-mal 10 Tabletten Magnesium phosphoricum D6 Nr. 7 in heißem Wasser.
- mit Kreuzschmerzen: täglich je 8 Tabletten Natrium phosphoricum D6 Nr. 9 und Silicea D12 Nr. 11. Den Kreuzbeinbereich 2-mal täglich mit den entsprechenden Cremen kräftig einreiben.
- mit Windstauung: täglich 3-mal je 10 Tabletten Magnesium phosphoricum D6 Nr. 7 und Natrium sulfuricum D6 Nr. 10 in heißem Wasser.
- stärker während der Regel: täglich 3-mal je 8 Tabletten Ferrum phosphoricum D12 Nr. 3, Magnesium phosphoricum D6 Nr. 7 und Silicea D12 Nr. 11 in heißem Wasser.
- mit Völlegefühl, Druck: täglich 10 Tabletten Kalium sulfuricum D6 Nr. 6.
- abwechselnd mit Durchfall: täglich 12 Tabletten Ferrum phosphoricum D12 Nr. 3. Den Bauch mit der entsprechenden Creme einreiben.

Tränenfluss
- mit Kälteempfinden im Kopf: täglich 8 Tabletten Natrium chloratum D6 Nr. 8. Die entsprechende Creme 2-mal täglich leicht um die Augen auftragen.
- zu wenig/zu viel: täglich 10 Tabletten Natrium chloratum D6 Nr. 8. Die entsprechende Creme mehrmals täglich leicht um die Augen auftragen.

Tränenkanal
- Fistel: täglich je 8 Tabletten Silicea D12 Nr. 11 und Calcium sulfuricum D6 Nr. 12. Die entsprechenden Cremen zart um die Augen auftragen.
- verengt: täglich je 8 Tabletten Calcium fluoratum D12 Nr. 1, Kalium chloratum D6 Nr. 4 und Natrium chloratum D6 Nr. 8. Mehrmals täglich Calcium-fluoratum-Creme Nr. 1 und Kalium-chloratum-Creme Nr. 4 leicht um die Augen auftragen.

Träume

- angstvoll: täglich vor dem Schlafengehen 10 Tabletten Natrium sulfuricum D6 Nr. 10 als Drink. Hilfreich ist auch eine speziell abgestimmte Blütenessenzkombination.

Übelkeit

Täglich je 8 Tabletten Ferrum phosphoricum D12 Nr. 3, Kalium chloratum D6 Nr. 4 und Kalium sulfuricum D6 Nr. 6. Die entsprechenden Cremen auch auf den Bauch auftragen.

- durch Überforderung: täglich 8 Tabletten Kalium phosphoricum D6 Nr. 5. Die entsprechende Creme auf Bauch und Solarplexus (im Bereich des Oberbauchs) auftragen.
- morgens: täglich 8 Tabletten Kalium phosphoricum D6 Nr. 5. Die entsprechende Creme auf Bauch und Solarplexus auftragen.

Überbein

Täglich je 8 Tabletten Calcium fluoratum D12 Nr. 1, Calcium phosphoricum D6 Nr. 2 und Silicea D12 Nr. 11. Mindestens 2-mal täglich mit Calcium fluoratum-Creme Nr. 1 und Calcium phosphoricum-Creme Nr. 2 eincremen. Auch Behandlungen mit einbeziehen, die die Energiestauungen lösen.

Übersäuerung

Bei Übersäuerung ist vor allem die Einnahme der Säure zu reduzieren. Das heißt die Ernährung ist umzustellen auf basische und basisch wirkende Lebensmittel. Außerdem wird durch Stress, Ärger, Frust und Überanstrengung Säure erzeugt, nicht zu vergessen auch durch übermäßige sportliche Betätigung. Hilfreich ist eine tierisch-eiweißfreie Abendmahlzeit und die Reduktion von Süßigkeiten. Auf genügend Flüssigkeitsaufnahme achten. Ausleitende Bäder können ebenfalls eine wertvolle Hilfe sein.

Täglich je 10 Tabletten Natrium chloratum D6 Nr. 8, Natrium phosphoricum D6 Nr. 9 und Natrium sulfuricum D6 Nr. 10. Über die Haut kann mit der Spezialcreme für die Reinheit der Haut die Entsäuerung effizient unterstützt werden. Wöchentlich 2-mal ein Vollbad mit Hausbadesalz.

Vegetatives Nervensystem

Zur Stärkung 3-mal täglich 12 Tabletten Magnesium phosphoricum D6 Nr. 7 in heißem Wasser. Morgens und abends Magnesium-phosphoricum-Creme Nr. 7 auf den Solarplexus (im Bereich des Oberbauchs) auftragen. Täglich 20 Minuten Bewegung an der frischen Luft. Energetische Behandlungen können eine wertvolle Unterstützung sein.

Verbrennungen

- 1. und 2. Grades: mehrmals täglich je 12 Tabletten Ferrum phosphoricum D12 Nr. 3 und Natrium chloratum D6 Nr. 8 als Drink. Mit einer Mischung von Ferrum-phosphoricum-Creme Nr. 3 und Natrium-chloratum-Creme Nr. 8 immer wieder Auflagen machen. Achtung: Auf Verbrennungen dürfen keine Salben auf Fettbasis aufgetragen werden.
- 3. Grades: mehrmals täglich 10 Tabletten Kalium phosphoricum D6 Nr. 5 als Drink. Die Wundversorgung ist unbedingt Fachpersonen zu überlassen!
- bei Eiterbildung: zusätzlich täglich 12 Tabletten Silicea D12 Nr. 11. Immer wieder Siliceacreme Nr. 11 auf die eiternden Bereiche auftragen.

Verdauung siehe Magen, Darm, Stuhlverstopfung

Vergiftung/Belastung

- durch Alkohol: stündlich je 15 Tabletten Kalium chloratum D6 Nr. 4, Natrium chloratum D6 Nr. 8 und Natrium sulfuricum D6 Nr. 10 als Drink. Mehrmals täglich Natrium-sulfuricum-Creme Nr. 10 im Bereich des rechten unteren Rippenbogens auftragen.
- durch Medikamente: täglich 3-mal je 12 Tabletten Kalium chloratum D6 Nr. 4, Natrium chloratum D6 Nr. 8 und Natrium sulfuricum D6 Nr. 10 als Drink. Die entsprechenden Cremen in den Kniekehlen, Ellbeugen und unter den Achselhöhlen auftragen.
- durch Impfung: während mindestens 3 Monaten täglich 12 Tabletten Kalium chloratum D6 Nr. 4 einnehmen.
- durch Narkose: während mindestens 4 Monaten täglich 12 Tabletten Kalium chloratum D6 Nr. 4. Die entsprechende Creme bevorzugt in den Kniekehlen und Ellbeugen auftragen, sie kann jedoch auch nach

eigenem Empfinden am ganzen Körper aufgetragen werden. Fußbäder mit Kalium chloratum D6 Nr. 4.

- durch Quecksilber/Amalgam: für die Ausleitung von Schwermetallen ist es wichtig, die nötigen Mittel wie Selen, Zink und Vitamin C in der Grundform und in der richtigen Dosierung einzunehmen. Potenzierte Mittel wie die Mineralstoffe nach Dr. Schüssler oder homöopathische Mittel haben nicht genügend Bindekapazität für die Schwermetalle. Wenden Sie sich an eine Fachperson!
- durch Rauch: täglich je 12 Tabletten Kalium phosphoricum D6 Nr. 5 und Natrium chloratum D6 Nr. 8. Die entsprechenden Cremen auf die Brust und zwischen den Schulterblättern auftragen.

Verhärtungen

Täglich 12 Tabletten Calcium fluoratum D12 Nr. 1. Die entsprechende Creme kann immer auch dann eingesetzt werden, wenn die Verhärtung direkt oder über Bezugs- oder Reflexzonen erreichbar ist.

Verkalkung

Vorbeugend während sehr langer Zeit täglich je 6 Tabletten Calcium fluoratum D12 Nr. 1, Calcium phosphoricum D6 Nr. 2, Natrium phosphoricum D6 Nr. 9 und Silicea D12 Nr. 11.

Verlangen nach, übermäßiges

- Alkohol: täglich 3-mal je 8 Tabletten Magnesium phosphoricum D6 Nr. 7 und Natrium chloratum D6 Nr. 8 in heißem Wasser.
- Bewegung: täglich 10 Tabletten Silicea D12 Nr. 11.
- Bitterem: täglich je 8 Tabletten Kalium sulfuricum D6 Nr. 6 und Natrium sulfuricum D6 Nr. 10. Die entsprechenden Cremen im Bereich des rechten unteren Rippenbogens auftragen.
- Essig: täglich je 10 Tabletten Natrium chloratum D6 Nr. 8 und Natrium phosphoricum D6 Nr. 9.
- frischer Luft: täglich 10 Tabletten Kalium sulfuricum D6 Nr. 6.
- Geräuchertem/Gesalzenem: täglich je 8 Tabletten Calcium phosphoricum D6 Nr. 2 und Natrium chloratum D6 Nr. 8. Genügend Flüssigkeit trinken, Kochsalzkonsum reduzieren.
- Kaffee, Kakao: täglich 3-mal 10 Tabletten Magnesium phosphoricum D6 Nr. 7 in heißem Wasser.

- Salz: täglich 12 Tabletten Natrium chloratum D6 Nr. 8. Genügend Wasser trinken und Kochsalzkonsum überprüfen (maximal 3–4 Gramm täglich).
- Saurem: täglich 3-mal je 6 Tabletten Kalium chloratum D6 Nr. 4, Magnesium phosphoricum D6 Nr. 7 und Natrium phosphoricum D6 Nr. 9 in heißem Wasser.
- Speck: täglich je 12 Tabletten Calcium phosphoricum D6 Nr. 2 und Natrium chloratum D6 Nr. 8. Genügend Wasser trinken und Kochsalzkonsum überprüfen.
- stark gewürzten Speisen: täglich 10 Tabletten Natrium chloratum D6 Nr. 8.
- Süßigkeiten: täglich je 12 Tabletten Natrium phosphoricum D6 Nr. 9, Silicea D12 Nr. 11.
- Tabak: täglich 3-mal je 10 Tabletten Magnesium phosphoricum D6 Nr. 7 und Natrium chloratum D6 Nr. 8 in heißem Wasser.

Verletzungen siehe auch Wunden
Stündlich 12 Tabletten Ferrum phosphoricum D12 Nr. 3 als Drink. Ferrum-phosphoricum-Creme Nr. 3 oder Prunella-Mineralstoffcreme auftragen. Notfalltropfen innerlich und äußerlich.

Verrenkung, Verstauchung
Täglich 4-mal je 12 Tabletten Calcium fluoratum D12 Nr. 1, Ferrum phosphoricum D12 Nr. 3, Kalium chloratum D6 Nr. 4 und Silicea D12 Nr. 11 als Drink. Als Erste-Hilfe-Maßnahme halbstündlich mit Ferrum-phosphoricum-Creme Nr. 3 oder Prunella-Mineralstoffcreme eincremen. Anschließend über längere Zeit regelmäßig Calcium-fluoratum-Creme Nr. 1 anwenden, um Folgebelastungen zu vermeiden. Entstehen blaue oder gelbgrüne Flecken, Siliceacreme Nr. 11 einsetzen.

Verstopfung siehe Stuhlverstopfung

Vorhautverengung (Phymose)
Über sehr lange Zeit täglich 2-mal mit Calcium-fluoratum-Creme Nr. 1 eincremen. Täglich 5 Tabletten Calcium fluoratum D12 Nr. 1.

Wachstumsschmerzen

Täglich je 12 Tabletten Calcium fluoratum D12 Nr. 1 und Calcium phosphoricum D6 Nr. 2. Auf die schmerzhaften Stellen morgens und abends die entsprechenden Cremen auftragen.

Wadenkrampf

Täglich 3-mal je 8 Tabletten Calcium phosphoricum D6 Nr. 2 und Magnesium phosphoricum D6 Nr. 7 in heißem Wasser. Krämpfe lösen sich meist schneller, wenn die richtige Creme aufgetragen oder einmassiert wird.

- bei Neigung zu lang anhaltenden Krämpfen vorbeugend und in Akutsituationen: Calcium-phosphoricum-Creme Nr. 2 einmassieren; bei kurzen, heftigen Krämpfen: Magnesium-phosphoricum-Creme Nr. 7. Im Zweifelsfall beide gleichzeitig anwenden.
- nach Überanstrengung: 10 Tabletten Kalium phosphoricum D6 Nr. 5 als Drink. Die entsprechende Creme einmassieren.
- nachhaltige Schmerzen: über längere Zeit je 8 Tabletten Calcium phosphoricum D6 Nr. 2 und Ferrum phosphoricum D12 Nr. 3.

Warzen

Täglich je 8 Tabletten Calcium fluoratum D12 Nr. 1, Kalium chloratum D6 Nr. 4 und Natrium sulfuricum D6 Nr. 10.

- bei Dornwarzen: Calcium-fluoratum-Creme Nr. 1.
- andere Warzen: Kalium-chloratum-Creme Nr. 4 und Natrium sulfuricum-Creme Nr. 10.

Reichen die Mineralstoffanwendungen nicht aus, um die Warzen zu lösen, kann auch spagyrische Schöllkrauttinktur angewendet werden.
Bei Warzen ist auch immer das Immunsystem zu entlasten bzw. zu stärken.

Wasser

- im Blut: täglich je 12 Tabletten Natrium chloratum D6 Nr. 8, Nr. 10.
- Wasserstauung: täglich 15 Tabletten Natrium sulfuricum D6 Nr. 10. Auf die entsprechenden Stellen und den Nierenbereich mehrmals täglich Natrium-sulfuricum-Creme Nr. 10 auftragen.

Wechseljahrbeschwerden

Täglich je 8 Tabletten Calcium fluoratum D12 Nr. 1 und Natrium phosphoricum D6 Nr. 9 sowie täglich 3-mal 10 Tabletten Magnesium phosphoricum D6 Nr. 7 in heißem Wasser. Auf säurearme Ernährung, genügend Flüssigkeitszufuhr und Bewegung an der frischen Luft achten.

- geschwollene Beine: täglich je 10 Tabletten Natrium chloratum D6 Nr. 8 und Natrium sulfuricum D6 Nr. 10 sowie täglich 3-mal 8 Tabletten Magnesium phosphoricum D6 Nr. 7 in heißem Wasser. Mehrmals täglich Natrium-sulfuricum-Creme Nr. 10 auftragen.
- Hitzewallungen: täglich je 12 Tabletten Ferrum phosphoricum D12 Nr. 3 und Natrium phosphoricum D6 Nr. 9 oder immer wieder beim Auftreten der Wallungen je 6 Tabletten als Drink.

Winde siehe auch Blähungen

Täglich 3-mal 12 Tabletten Magnesium phosphoricum D6 Nr. 7 in heißem Wasser. Bei Winden und Blähungen ist es ganz besonders wichtig, dass das Magnesium in kurz gekochtem, noch heißem Wasser eingenommen wird.

- Geruch fauler Eier: täglich 12 Tabletten Natrium sulfuricum D6 Nr. 10.

Wirbelsäulenstärkung

Je 8 Tabletten Calcium fluoratum D12 Nr. 1 und Calcium phosphoricum D6 Nr. 2. Im Bereich der Wirbelsäule 2-mal täglich die entsprechenden Cremen auftragen.

Wunden siehe auch Verletzungen, Verbrennungen

- Erste-Hilfe-Mittel: Ferrum phosphoricum Nr. 3, innerlich und äußerlich angewendet.
- bei Narbenverhärtung: Calcium-fluoratum-Creme Nr. 1.
- eiternd: zur Vorbeugung Natrium-phosphoricum-Creme Nr. 9; im Akutfall Siliceacreme Nr. 11 sowie täglich 12 Tabletten Silicea D12 Nr. 11.
- Gefahr der Blutvergiftung: stündlich 8 Tabletten Kalium phosphoricum D6 Nr. 5 als Drink. Wenn es die Akutsituation nicht erfordert, aufgrund der anregenden Wirkung nach 17 Uhr nicht mehr einnehmen.

- mit Schwellung: täglich 12 Tabletten Kalium chloratum D6 Nr. 4. Auch die entsprechende Creme mehrmals täglich auftragen.
- schlecht heilend: täglich je 12 Tabletten Natrium phosphoricum D6 Nr. 9 und Calcium sulfuricum D6 Nr. 12.
- Wundfieber: stündlich 12 Tabletten Kalium phosphoricum D6 Nr. 5 als Drink.

Wundliegen

Täglich je 15 Tabletten Ferrum phosphoricum D12 Nr. 3 und Natrium chloratum D6 Nr. 8. Natrium-chloratum-Creme Nr. 8 auftragen.

- bei Säuglingen: bei jedem Windelwechsel eine Mischung von Ferrum-phosphoricum-Creme Nr. 3 und Natrium-chloratum-Creme Nr. 8 auftragen. In die Cremenmischung zusätzlich noch Johanniskrautblütenöl mischen.

Zahnbildung

- bei starker Unruhe: täglich 6 Tabletten Kalium phosphoricum D6 Nr. 5 tagsüber einnehmen.
- Fieber bis 38,5 °C: stündlich 8 Tabletten Ferrum phosphoricum D12 Nr. 3 als Drink. Mehrmals pro Tag die Waden mit Ferrum-phosphoricum-Creme Nr. 3 eincremen.
- starker Speichelfluss: täglich 8 Tabletten Natrium chloratum D6 Nr. 8. Um den Mund und den Hals mit Natrium-chloratum-Creme Nr. 8 eincremen.
- verspätet: täglich je 6 Tabletten Calcium fluoratum D12 Nr. 1 und Silicea D12 Nr. 11.
- Krämpfe beim Zahnen: täglich 3-mal je 6 Tabletten Calcium phosphoricum D6 Nr. 2 und Magnesium phosphoricum D6 Nr. 7 in heißem Wasser.

Zähne

- Fistel: täglich je 10 Tabletten Kalium chloratum D6 Nr. 4, Natrium phosphoricum D6 Nr. 9 und Silicea D12 Nr. 11.
- locker ohne Schmerzen: täglich 8 Tabletten Calcium fluoratum D12 Nr. 1.
- Zahnschmelzbildung: täglich 6 Tabletten Calcium fluoratum D12 Nr. 1 sowie täglich 3-mal 6 Tabletten Magnesium phosphoricum D6 Nr. 7 in heißem Wasser.

- Zahnstein: täglich je 7 Tabletten Kalium phosphoricum D6 Nr. 5, Natrium chloratum D6 Nr. 8 und Natrium phosphoricum D6 Nr. 9. Zahnreinigung mit Himalajakristallsalz.
- Zahnzerfall: täglich je 8 Tabletten Calcium fluoratum D12 Nr. 1 und Calcium phosphoricum D6 Nr. 2. Außerdem ist eine bakterielle Darmsanierung (unter fachkundiger Begleitung) nötig.
- Zähneknirschen: täglich 3-mal je 8 Tabletten Natrium phosphoricum D6 Nr. 9 und Magnesium phosphoricum D6 Nr. 7 in heißem Wasser.

Zahnfleisch

- Abszess: täglich 15 Tabletten Silicea D12 Nr. 11.
- Bluten, auch mit Mundgeruch: täglich 8 Tabletten Kalium phosphoricum D6 Nr. 5.
- Entzündung: täglich je 12 Tabletten Kalium chloratum D6 Nr. 4, Kalium phosphoricum D6 Nr. 5 und Calcium sulfuricum D6 Nr. 12.
- Schwund (Parodontose): täglich je 8 Tabletten Calcium fluoratum D12 Nr. 1 und Kalium phosphoricum D6 Nr. 5.

Zahnschmerzen

Täglich 3-mal je 8 Tabletten Calcium fluoratum D12 Nr. 1 und Magnesium phosphoricum D6 Nr. 7 in heißem Wasser. Die entsprechenden Cremen um den Mund und auf die Wangen auftragen.

- bei Berührung: täglich 8 Tabletten Calcium fluoratum D12 Nr. 1. Die entsprechende Creme um den Mund auftragen.
- blutendes Zahnfleisch: mehrmals täglich Mundspülungen mit einem Drink von Kalium phosphoricum D6 Nr. 5. Die entsprechende Creme um den Mund und auf den Hals auftragen.
- nach Zahnziehen: täglich 15 Tabletten Ferrum phosphoricum D12 Nr. 3. Die entsprechende Creme mehrmals täglich um den Mund, auf die Wangen und auf den Hals auftragen.
- in der Schwangerschaft: täglich 3-mal je 8 Tabletten Calcium fluoratum D12 Nr. 1, Calcium phosphoricum D6 Nr. 2 und Natrium chloratum D6 Nr. 8 als Drink.

Zuckerspiegel

Da die Trägersubstanz der Schüssler-Mineralstoffe aus Milchzucker besteht, empfehlen wir bei Schwierigkeiten mit dem Blutzuckerspiegel und

Diabetikern, mit den Cremen zu arbeiten. Dadurch wird eine zusätzliche Zuckerbelastung vermieden.

- erhöht: 2-mal täglich Natrium-phosphoricum-Creme Nr. 9 und Natrium-sulfuricum-Creme Nr. 10 auf Oberbauch und Solarplexus auftragen.
- Bei Zuckerkrankheit ist fachkundige Begleitung nötig! Kalium-sulfuricum-Creme Nr. 6, Natrium-sulfuricum-Creme Nr. 10 und Calcium-sulfuricum-Creme Nr. 12 auf Oberbauch und Solarplexus auftragen.

Zunge

- Bläschen auf der Zungenspitze: täglich 12 Tabletten Natrium chloratum D6 Nr. 8. Zusätzlich eventuell Spülungen mit dem entsprechenden Drink.
- Haargefühl: täglich je 10 Tabletten Natrium chloratum D6 Nr. 8 und Silicea D12 Nr. 11.
- Spitze brennend: täglich je 12 Tabletten Natrium chloratum D6 Nr. 8 und Natrium phosphoricum D6 Nr. 9.
- Trockenheitsgefühl: täglich 10 Tabletten Natrium chloratum D6 Nr. 8.
- Verhärtung: täglich je 12 Tabletten Calcium fluoratum D12 Nr. 1 und Silicea D12 Nr. 11.
- Wundheitsgefühl: täglich 10 Tabletten Calcium sulfuricum D6 Nr. 12.

Zungenbelag

Zungenbelag weist auf einen momentan verstärkten Bedarf eines Mineralstoffs hin. Entweder kann 3-mal täglich ein Drink mit je 8 Tabletten genommen werden, oder es können über den Tag verteilt 12 Tabletten gelutscht werden. Wer nicht gerne Tabletten lutscht, löst die Mineralstoffe vorteilhaft in warmem Wasser auf oder verwendet Pulver, das ohne jegliche Rückstände aufgelöst werden kann.

- feucht, Randbläschen: Natrium chloratum D6 Nr. 8.
- glasig: Natrium chloratum D6 Nr. 8.
- goldgelb schimmernd: Natrium phosphoricum D6 Nr. 9.
- grünlichgrau, schmutzig: Natrium sulfuricum D6 Nr. 10.
- grünlichbraun: Natrium sulfuricum D6 Nr. 10.
- grünlichgelb: Natrium sulfuricum D6 Nr. 10.
- hell bis weiß schleimig: Natrium chloratum D6 Nr. 8.

- hinten wie mit Lehm belegt: Calcium sulfuricum D6 Nr. 12.
- ockerfarbig: Kalium sulfuricum D6 Nr. 6.
- pelzig weiß: Calcium phosphoricum D6 Nr. 2.
- schmutzig bräunlich: Kalium phosphoricum D6 Nr. 5.
- wasserhell, glasig: Natrium chloratum D6 Nr. 8.
- weiß bis weißgrau: Kalium chloratum D6 Nr. 4.
- wie mit Senf bestrichen: Kalium phosphoricum D6 Nr. 5.

Die Autoren

Christine Kellenberger
lebt und arbeitet in Walzenhausen. Seit 1990 Seminare, Vorträge und beratende Tätigkeit über Blütenessenzen, Mineralstoffe nach Dr. Schüssler (vor allem äußere Anwendungen), Jin Shin Jyutsu, Spiritualität im Alltag sowie ganzheitliche Lebensgestaltung. Sie hat gemeinsam mit ihrem Mann Richard Kellenberger in Walzenhausen das Begegnungszentrum Löwen aufgebaut, das eine umfassende Ausbildung in diesen Bereichen anbietet.

Richard Kellenberger
Nach technischer Berufsausbildung Ausbildung zum Antlitzdiagnostiker und Heilpraktiker. Seminare, Vorträge und beratende Tätigkeit über Mineralstoffe nach Dr. Schüssler, Antlitzdiagnostik, Ernährung sowie ganzheitliche Lebensgestaltung. Eigene Naturheilpraxis in Walzenhausen, mit den Schwerpunkten Antlitzdiagnose und Mineralsalze nach Dr. Schüssler, Blütenessenztherapie, Ausleitung, Darmsanierung, Isopathie und Jin Shin Jyutsu.

Ausbildung, Vorträge, Seminare

finden im Begegnungszentrum Löwen in Walzenhausen und an verschiedenen Orten im deutschsprachigen Raum statt. Wir senden Ihnen gerne unser Jahresprogramm zu. Die aktuellen Kurse finden Sie auch auf unserer Internet-Seite *www.naturprodukte.ch*.

Auskünfte zu den Produkten, Bezugsquellen

Naturprodukte Kellenberger GmbH
Platz 234
CH-9428 Walzenhausen
Tel. +41 (0)71 886 5100
Fax +41 (0)71 886 5101
E-Mail: info@naturprodukte.ch
Sie können unsere Produkte auch online bestellen
unter *www.naturprodukte.ch*.

In Deutschland versenden unsere Produkte:

Gesundheitsprodukte Skudlik
Hinang 40
D-87527 Sonthofen
Tel. + 49 (0)8326-9760
Fax +49 (0)8326-35356
E-Mail: Gesundheitsprodukte@t-online.de

Reformhaus Melcher
Hauptstr. 36
D-76571 Gaggenau
Tel. +49 (0)7225-3411
Fax +49 (0)7225-75321
E-Mail: Reformhaus@Ingrid-Melcher.de